Hefte zur Unfallheilkunde
Beihefte zur Zeitschrift „Der Unfallchirurg"

Herausgegeben von:
J. Rehn, L. Schweiberer und H. Tscherne

221

H. Kiefer L. Dürselen L. Claes

Experimentelle Untersuchungen zur Biomechanik des Kniebandapparats

Mit einem Geleitwort von L. Kinzl

Mit 67 Abbildungen

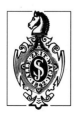
Springer-Verlag
Berlin Heidelberg New York
London Paris Tokyo
Hong Kong Barcelona
Budapest

Reihenherausgeber

Professor Dr. Jörg Rehn
Mauracher Straße 15, W-7809 Denzlingen
Bundesrepublik Deutschland

Professor Dr. Leonhard Schweiberer
Direktor der Chirurgischen Universitätsklinik München-Innenstadt
Nußbaumstraße 20, W-8000 München 2
Bundesrepublik Deutschland

Professor Dr. Harald Tscherne
Medizinische Hochschule, Unfallchirurgische Klinik
Konstanty-Gutschow-Straße 8, W-3000 Hannover 61
Bundesrepublik Deutschland

Autoren

Priv.-Doz. Dr. med. Hartmuth Kiefer
Universitätsklinik Ulm
Abteilung für Hand-, Plastische und Wiederherstellungschirurgie
Steinhövelstraße 9, W-7900 Ulm
Bundesrepublik Deutschland

Dr. rer. biol. hum. Lutz Dürselen
Prof. Dr. rer. biol. hum. Lutz Claes
Abteilung für Biomechanik
und Unfallchirurgische Forschung der Universität Ulm
Helmholtzstraße 14, W-7900 Ulm
Bundesrepublik Deutschland

ISBN 3-540-54952-8 Springer-Verlag Berlin Heidelberg New York

Die Deutschen Bibliothek – CIP-Einheitsaufnahme
Kiefer, Hartmuth: Experimentelle Untersuchungen zur Biomechanik des Kniebandapparats: mit 2
Tabellen / H. Kiefer ; L. Dürselen ; L. Claes. - Berlin ; Heidelberg ; New York ; London ; Paris ; Tokyo;
Hong Kong ; Barcelona ; Budapest : Springer, 1992
    (Hefte zur Unfallheilkunde ; 221)
    ISBN 3-540-54952-8 (Berlin ...)
NE: Dürselen, Lutz:; Claes, Lutz:; GT

24/3130 - 5 4 3 2 1 0 – Gedruckt auf säurefreiem Papier

Geleitwort

Im Gegensatz zu den meisten anderen Gelenken verfügt das Kniegelenk, bedingt durch die Deckungsungleichheit seiner Gelenkflächen, lediglich über eine funktionelle Kongruenz, deren Funktionstüchtigkeit garantiert wird durch das ungestörte Zusammenspiel von Menisken, Bandstrukturen und den Einflüssen der das Gelenk überbrückenden und stabilisierenden Muskulatur.

Diesen für die Kinematik und Statik des Kniegelenks bedeutsamen komplexen Mechanismen tragen alle bisher erschienenen Abhandlungen über die Biomechanik des Kniebandapparats gar nicht oder nur ungenügend Rechnung, so daß die vorliegende Monographie eines Autorenteams von erfahrenen Klinikern und meßtechnisch versierten Bioingenieuren erstmals den Versuch unternimmt, die vorliegenden, teilweise widersprüchlichen Ergebnisse über die Beanspruchung des Kniebandapparats unter definierten Muskeleinflüssen zu untersuchen.

Hierzu war die Entwicklung eines computergesteuerten Kniebelastungssimulators notwendig, der die zwangfreie Einstellung der Kniegelenke erlaubt und die über die Finite-Elemente-Methode errechneten, am Kniegelenk angreifenden Muskelkräfte über Druckwandler-gesteuerte Preßluftzylinder und Seilzüge auf die genuinen Insertionen überträgt. Dadurch entsteht ein den natürlichen Bedingungen angepaßtes Meßmodell, an dem alle gewünschten Banddehnungen unter definierten Lastfällen simuliert werden können.

Im weiteren sind die vergleichenden Untersuchungen von Patellarsehnen- und LAD-Augmentationsplastiken von gleicher klinischer Bedeutung wie die Bewertung verschiedener femoraler Insertionslokalisationen für die vordere Kreuzbandplastik oder die unterschiedlichen Fixationstechniken im Rahmen eines „Ligament augmentation device".

Insgesamt dokumentieren die Ausführungen eine meisterhafte Verflechtung experimenteller Studien mit den klinischen Erfordernissen, die Kniebandrekonstruktionen abverlangen. Die eindrücklichen Ergebnisse und klinischen Konsequenzen sollten all denjenigen bekannt sein, die sich mit Bandrekonstruktionen des Kniegelenks zu beschäftigen haben.

Ulm, im Frühjahr 1992   L. Kinzl

Danksagung

Wir danken Herrn Prof. Dr. C. Burri für seine Initiative bei Gründung und Ausbau des Forschungsinstitutes. Ohne die hierdurch gegebenen Möglichkeiten hätte diese Arbeit nicht zustandekommen können.

Unser besonderer Dank gilt den Damen und Herren des Labors: Frau Horny hat die mühsame Aufgabe übernommen, mit Akribie die Dehnungsmeßaufnehmer zu basteln.

Frau Bültmann, Frau Reindl, Frau Thomo und Herr Wilke haben alle einen Beitrag zum Gelingen dieser Arbeit geleistet und die kreative und stets freundliche Arbeitsatmosphäre im Labor wesentlich mitgeprägt.

Die Autoren

Inhaltsverzeichnis

1 Einleitung

1.1 Allgemeines

Zur Funktionsfähigkeit des menschlichen Bewegungsapparats sind insbesondere an der unteren Extremität Gelenke erforderlich, die gleichzeitig 2 wesentliche Aufgaben erfüllen: Einerseits müssen sie eine freie Beweglichkeit zulassen, andererseits aber Stabilität garantieren. Im größten menschlichen Gelenk, dem Knie, können diese beiden scheinbar widersprüchlichen Aufgaben nur durch ein Zusammenwirken der Gelenkflächen und des umgebenden passiv stabilisierenden Weichteilmantels – einem komplexen Kapselbandsystem – gelöst werden. Gewöhnlich bewirkt eine Änderung der Gelenkstellung auch eine Veränderung der passiven Gelenkstabilität [6, 82, 191].

Zum ersten Mal wurde eine Bandstruktur im Smith-Papyrus (3000–1700 vor Christus, [4]) erwähnt. Erste Angaben über pathologische Bandveränderungen durch Gelenkluxationen stammen von Hippokrates (400 v. Chr.). Die Erstbeschreibung der Anatomie und der Natur des vorderen Kreuzbands (anterior cruciate ligament, ACL) geht auf Galen (129–199 n. Chr. [72]) zurück. Er sah in Bändern stabilisierende Weichteilstrukturen, die abnormale Beweglichkeit verhindern. Stark [212] erwähnte 1850 erstmals eine konservative Gipsbehandlung im Zusammenhang mit ACL-Ruptur, Battle [17] 1900 erstmals eine chirurgische Versorgung einer ACL-Ruptur bei Knieluxation.

Mayo Robson (1903, [152]) publizierte ein Achtjahresergebnis nach Versorgung einer vorderen und hinteren Kreuzbandverletzung eines Bergmanns nach Verschüttung 36 Wochen zuvor. Sein erstaunliches Ergebnis bestand darin, daß der Patient wieder 8 h ohne zu hinken unter Tage arbeiten konnte, seitengleiche Oberschenkelumfangsmaße, freie Kniegelenkstreckung und nur eine geringfügige Beugeeinschränkung bei normaler Stabilität aufwies. Aufgrund erster Bandrißversuche empfahl Goetjes 1913 [77] bei zweifelhafter Diagnose eine Narkoseuntersuchung.

Im Jahr 1917 veröffentliche Hey Groves eine Methode des ACL-Ersatzes mit Hilfe eines distal gestielten Fascia-lata-Streifens, der durch einen Tibiatunnel geführt wurde. Dieses Vorgehen stellt bis heute die Basis unserer intraartikulären Bandrekonstruktionen dar [99].

Einen Patellarsehnenstreifen als Transplantat zum ACL-Ersatz verwendete erstmals Campbell 1936 [34]. 2 Jahre später veröffentlichte Palmer [187] detaillierte Studien zur Anatomie, Biomechanik, Pathologie und Behandlung von Knieverletzungen. Er entwickelte neue Gedanken zur Veränderung der Bandbiomechanik nach Verletzungen und stellte mehrere Behandlungskonzepte auf, die, wie Erikson 1983 [52] betonte, ihrer Zeit weit voraus waren.

Mit Ausnahme von Palmers Doktorarbeit war das Studium des ACL lediglich auf Fallberichte oder Angaben neuer chirurgischer Techniken beschränkt. Dies änderte sich 1941 durch die bahnbrechende Arbeit von Brantigan u. Voshell [26]. Durch sorgfältige und detaillierte Banddurchtrennungsstudien und der Analyse der daraus entstehenden anormalen Bewegungen wurde die Interaktion zwischen den verschiedenen Bändern und den Menisken demonstriert.

Der Beginn der modernen Ära der Kniebandchirurgie darf etwa 1950 mit O'Donoghue [184] angesetzt werden. Neben einer minutiösen Beschreibung der Anamnese, introperativer Befunde, chirurgischem Vorgehen, postoperativer Nachbehandlung und Rehabilitation sowie einer Analyse der Erfolgen und Mißerfolge betonte er die Vorteile einer frühzeitigen Diagnosestellung und Behandlung. Darüber hinaus beendete diese Arbeit eine bis dahin verbreitete Hoffnungslosigkeit bei den schweren schicksalhaften Bandverletzungen. In den folgenden knapp 40 Jahren wurden unzählige Arbeiten zum Thema der Kniebandverletzungen veröffentlicht, ohne daß die Problematik jedoch gelöst werden konnte.

1.2 Epidemiologie der Kniebandverletzungen

Angaben über die Häufigkeit von Kniebandverletzungen fehlen [74]. Verantwortlich hierfür ist eine sehr hohe Rate „verlorengegangener Fälle" irgendwo in der Kette zwischen dem Unfallereignis und der Behandlung. Dies liegt an der fehlenden Perzeption eines Ereignisses als Unfall zum einen durch den Patienten selbst, zum anderen durch den behandelnden Arzt. So können lediglich punktuell Angaben über absolute Zahlen oder Häufigkeiten von Bandverletzungen in ausgewählten Kollektiven wiedergegeben werden.

In der Arbeitsunfallstatistik 1987 der Berufsgenossenschaften wurden eine Zunahme von entschädigungspflichtigen Kreuzbandverletzungen zwischen 1977 und 1987 von 111 auf 343 Fälle pro Jahr mit einer durchschnittlichen Arbeitsunfähigkeitsdauer von 178 Tagen, davon 38 stationär, registriert. Die durchschnittliche MdE betrug dabei 21% [92].

Sehr viel häufiger sind Kniebandverletzungen bei Sportunfällen mit einer Inzidenz von 15–30% [67]. In einer prospektiven Studie berichteten Noyes et al. [177] über ein Kollektiv von 83 konsekutiv wegen traumatischem Hämarthros bei fehlender Instabilität arthroskopierter Patienten. Von diesen wiesen 72% eine Kreuzband-, 21% eine weiter Bandverletzung und 62% einen Meniskusriß auf.

Die zahlenmäßige Entwicklung der Knie(-band-)operationen an der Universitätsklinik Ulm zwischen 1974 und 1987 ist aus Abb. 1 zu ersehen.

1.3 Spontanverlauf nach unbehandelter Kapselbandverletzung

Auch heute noch spielt sich eine typische Krankengeschichte leider oft wie folgt ab: Ein junger (Freizeit-) Sportler springt hoch und verdreht bei der Landung das Knie. Dabei spürt er ein „Popp", eine Riß oder ein Krachen und gleichzeitigen Schmerz. Nachfolgend stellen sich Schwellung und ein Instabilitätsgefühl ein, die Fortsetzung des Sports ist meist nicht mehr möglich. Die im Krankenhaus angefertigten Röntgenbilder zeigen keine knöcherne Verletzung; die Behandlung erfolgt ambulant und besteht in der elastischen Bandagierung oder einer Gipsruhigstellung. Nach 2–3 Wochen sind die Beschwerden abgeklungen, die sportliche Betätigung wird mit deutlich atrophierter Oberschenkelmuskulatur wieder aufgenommen. Im Laufe von Monaten kommt es durch erneute „Kniedistorsionen"

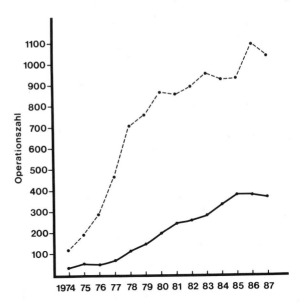

Abb. 1. Operationszahlen aus der Chirurgischen Universitätsklinik Ulm 1974–1987. - - - Bandoperationen insgesamt, —— Bandnähte und -plastiken

wieder zu Ergußbildung. Die Folge sind möglicherweise wiederholte chirurgische Eingriffe mit Entfernung erst des Innen-, dann des Außenmeniskus, später zunehmende Instabilität und Arthrose [110].

Der Instabilität wird durch bandplastische Maßnahmen begegnet. Autoren wie Arnold et al. [12], Feagin u. Curl [56], Fetto u. Marshall [61] sowie Mc Daniel u. Damaron [153] beschreiben in klinischen Studien die Zunahme der Probleme von Patienten mit Kapselbandverletzungen im zeitlichen Verlauf, die mit dem Begriff „Syndrom des vorderen Kreuzbands" [57] belegt wurden.

Aus einer tierexperimentellen Studie mit durchtrenntem ACL schlossen Marshall et al. [148], daß die Instabilität den wichtigsten ätiologischen Faktor für die Osteophytenbildung und damit der Arthrose darstellt.

In einer einzigartigen prospektiven Studie von Jackson et al. [109] wurden durch Arthroskopie oder Arthrotomie verifizierte ACL-Rupturen dokumentiert. Der Schaden hatte bei 63 Patienten zwischen 2 und 23 Jahre lang vorbestanden. Aus einer Patientengruppe mit kombinierten Verletzungen ($n = 42$) mußten 25% später operiert werden. Dennoch wurden 45% nicht mehr sportfähig. Aus der anderen Gruppe mit isolierten Verletzungen ($n = 21$) war nur in 1 Fall später eine Bandplastik notwendig. Auch nach einem Beobachtungszeitraum von durchschnittlich 10 Jahren blieben 80% sportfähig. Die Autoren ziehen hieraus den Schluß, daß eine Kombinationsverletzung mehrerer Kniebänder das Knie „verdirbt", der Spontanverlauf nach einer sog. isolierten Kreuzbandverletzung jedoch befriedigend sein kann.

Lynch et al. [144] legten eine umfangreiche retrospektive Studie vor, in der Zusammenhänge zwischen dem „anterior cruiate deficient knee" [106] und seinen Folgeerscheinungen im Hinblick auf die Inzidenz einer Arthrose untersucht wurden. An 1081 durchschnittlich 25-jährigen Patienten mit fehlendem ACL ließen demographische Erhebungen, klinische, radiologische und arthroskopische Befunde den Schluß zu, daß die Arthroserate direkt mit der den Meniskus gefährdenden Instabilität korreliert. Die Zunahme der Meniskuszerstörung schein weiter direkt vom Körpergewicht, sportlicher Aktivität und der Dauer der Instabilität abhängig zu sein. Aus der Feststellung, daß eine Arthrose gesetzmäßig bei fehlendem ACL eintritt und lediglich über den zeitlichen Verlauf keine Prognose abgegeben werden kann, ziehen die Autoren den Schluß, daß die einzige Chance auf eine Änderung des gesetzmäßigen Spontanverlaufs in einer Meniskusrefixation in Kombination mit einer isometrischen ACL-Bandplastik besteht. Dies wird auch durch die Studie von Dupont et al. [49] bestätigt.

Neben den physischen treten häufig auch psychiologische Probleme bei den meist sporttreibenden jungen Menschen auf, die bis zu tiefer Depression führen können [186].

1.4 Verlauf nach behandelter frischer Bandkapselverletzung

Eine alleinige konservative Behandlung soll bei partiellen oder totalen Rupturen einzelner Kniebänder unter Ausschluß weitreichender Kombinationsverletzungen meistens zum Erfolg führen [15, 108, 115, 116, 153, 178, 201]. Die konservative Therapie, insbesondere von frischen Seitenbandverletzungen wird als erfolgreich angesehen. So berichten Richmann u. Barness 1946 [195] über 95% exzellente Ergebnisse nach 6–10 Wochen Gipsfixation in 30° Beugung bei 85 Fallschirmspringern. Ellsasser et al. [51] stellte eine Kriterienliste für die nichtoperative Behandlung von Seitenbandverletzungen auf, nach deren sorgfältiger Befolgung in 98% der Fälle gute Ergebnisse zu erwarten sein sollen.

Im Vergleich zu einer konservativen Behandlung sollen operative Maßnahmen bei Knieseitenbandverletzungen keine wesentlichen Vorteile bieten. So fanden Fetto u. Marshall [62] gleichgute Ergebnisse in einer retrospektiven Studie an 21 Patienten bei isolierten Innenbandrupturen unter operativer wie unter konservativer Behandlung. Auch Indelicato [108] beobachtete keine besseren Resultate durch eine operative Behandlung bei isolierten Innenbandverletzungen. In seiner prospektiven Studie frischer Innenbandrupturen (Grad III), die durch Narkoseuntersuchung gesichert und bei denen arthroskopisch weitere Kniebinnenverletzungen ausgeschlossen waren, fand sich in 15 von 16 operierten und in 17 von 20 ausschließlich konservativ behandelten Patienten ein gutes Stabilitätsergebnis. Die Muskulatur war jedoch bei den rein konservativ behandelten Patienten schneller wieder auftrainiert.

Nach neueren Arbeiten [143, 203] wird die konservativ-funktionelle Behandlung isolierter Innenbandverletzungen empfohlen, da sie bei besseren Ergebnissen als nach operativen Maßnahmen die Behandlungszeit verkürzen und keine Komplikationen verursachen soll.

Jokl et al. [115] zogen aus ihrer retrospektiven Studie an 28 Patienten den Schluß, daß nach akuten Kombinationsverletzungen von ACL und medialem Seitenband (MCL) initial eine konservative Therapie durchgeführt werden sollte. Bei schlechten Stabilitätsergebnissen empfahlen sie 6 Monate später die sekundäre Bandplastik.

Eine prospektive randomisierte Studie an 90 Patienten über einen Beobachtungszeitraum von 18 Monaten legten 1985 Odensten et al. [182] vor. In dieser Arbeit wurde die chirurgische mit der konservativen Behandlung frischer Kreuzbandverletzungen verglichen. Aus der Gruppe der operierten Patienten hatten nach 18 Monaten 95% ein stabiles Knie und 75% ein gutes Ergebnis. Die Muskelumfänge waren jedoch noch deutlich gemindert. In der Gruppe der konservativ behandelten Patienten fand sich eine seitengleiche

Stabilität in 11% und ein gutes Ergebnis lediglich in 53% der Fälle. Die Muskulatur war jedoch deutlich besser als in der operativ behandelten Gruppe entwickelt. Bezüglich des funktionellen Ergebnisses mit sportlicher Belastbarkeit zeigten sich keine signifikanten Unterschiede zwischen beiden Gruppen.

Zu einer ähnlichen Schlußfolgerung gelangten Sandberg u. Balkfors [199] die bei arthroskopisch gesicherten partiellen ACL-Rupturen 29 Patienten bis zu 5 Jahre lang nach ausschließlich konservativer Behandlung beobachteten. 18mal hatte sich später eine Instabilität entwickelt, jedoch blieben alle sportfähig. Die Autoren empfehlen daher bei partieller ACL-Ruptur eine konservative Therapie.

In einer weiteren prospektiven Studie verglichen Sandberg et al. [200] 100 operierte mit 100 konservativ therapierten Kreuz- und Seitenbandverletzungen: Während sich keine Vorteile durch die Seitenbandnaht zeigten, fand sich ein deutlich vermindertes Pivot-shift-Phänomen nach vorderer Kreuzbandnaht. Die Ergebnisse waren in beiden Gruppen gut, die Behandlungszeit bei konservativer Therapie verkürzt.

Die Erkenntnis, daß nach konservativer Behandlung die zunächst guten Ergebnisse sich im Laufe der nächsten Jahre deutlich verschlechtern, wobei Meniskusläsionen und eine beginnende Arthrose hinzukommen [202, 178], wie auch die Tatsache, daß eine primäre Naht einer intraligamentären Kreuzbandruptur meist eine deutlich höhere Stabilität bewirkte [234] führte zu neuen Entwicklungen. So kreierte Marshall 1979 [149] eine Technik, in der die ligamentären Kreuzbandstümpfe bündelweise durchflochten und die Fäden transossär durch den lateralen Femurkondylus und/oder den Tibiakopf geführt und außerhalb verspannt wurden. Ein weiterer Versuch, die operativen Ergebnisse nach frischen Kreuzbandverletzungen zu verbessern, bestand im primären autogenen Kreuzbandersatz [167, 111, 100].

Die Primärnaht gerissener Bänder sollte nach Meinung der Autorenmehrheit möglichst frühzeitig, d.h. in den ersten Tagen nach der Verletzung durchgeführt werden [168, 45]. Dennoch verbleiben durchschnittlich 15–20% unbefriedigende Ergebnisse. Deshalb wurde verschiedenerorts eine primäre Augmentation der Primärnaht vorgenommen. Es wurden ähnliche Verfahren benutzt, wie sie auch bei der chronischen Bandinstabilität Anwendung finden (s. unten). Darüber hinaus ließen sich jedoch auch durch Verstärkung der Bandnaht mit resorbierbarem Material gute Erfolge erzielen [225, 142, 22, 91, 192]. Mit der primären Verstärkung einer Bandnaht ließen sich bis zu 90% stabile Kniegelenke erreichen, allerdings liegen derzeit erst wenige Langzeitresultate vor [19, 126].

Clancy [126] verglich in einer prospektiven Achtjahresstudie ein Kollektiv konservativ behandelter frischer Kreuzbandrupturen mit geringgradig positivem Pivot shift mit einem operierten Kollektiv. Bei diesem war ein stark positives Pivotieren nachweisbar, die Behandlung bestand in primärer transossärer Bandnaht mit Augmentation durch eine Patellarsehnenstreifen. Während sich in der konservativ behandelten Gruppe je zur Hälfte gute und unbefriedigende Ergebnisse einstellen, ließ sich durch eine operative Therapie trotz ausgeprägter Bandschäden in 97% (!) ein gutes Resultat erzielen.

1.5 Verlauf nach plastischer Rekonstruktion bei chronischer Instabilität

Seit der Erstbeschreibung des Kreuzbandersatzes durch H. Groves 1917 [99] sind die Operateure immer aggressiver im operationstechnischen Vorgehen zu Behebung veralteter

Knieinstabilitäten geworden. Gleichzeitig waren sie sicherlich auch zu optimistisch bezüglich der Endergebnisse. Auch die Patienten wurden im Laufe der Zeit immer fordernder und unrealistischer in dem Wunsch nach einer völligen Wiederherstellung ihres instabilen Kniegelenks. So kam es zu einer zunehmenden Eskalation des operativen Aufwands. Die zwangsläufige Folge war eine Minderbeachtung vorliegender Langzeitergebnisse. „Dies gilt insbesondere für die veraltete anteromediale Instabilität des Kniegelenks" [234].

Lange Zeit wurde ein vorderes Schubladenzeichen mit der alleinigen Schädigung des ACL gleichgesetzt. Dies führte zu einer anfänglich viel zu häufigen Diagnose und Therapie einer isolierten ACL-Läsion.

So stieg nach dem ersten Kreuzbandersatz mit Fascia lata durch Hey Groves [99] die Zahl der Kreuzbandplastiken rasch an. Anfang der 30er Jahre blickten Bircher [20] bereits auf 83, Wittek [235] auf 60 und Felsenreich [59] auf 33 Kreuzbandplastiken zurück. Die Ersatzmaterialien wie auch die angegebenen Operationsverfahren waren vielgestaltig. Bis heute wurden weit über 100 verschiedene Operationsmethoden und -techniken angegeben. In den Jahren bis etwa 1980 war mit Ausnahme von wenigen exotischen Ersatzmaterialien (z.B. Seidenfäden [133] oder konservierte Känguruhsehnen [20]) autologes Gewebe aus der nächsten Umgebung des Kniegelenks zur Wiederherstellung verwendet worden.

Seit der erstmaligen Publikation einer Rotationsinstabilität durch Slocum u. Larson 1968 [206] wurde rasch zunehmend Wissen über die Pathophysiologie der verschiedenen Kapselbandverletzungen des Kniegelenks gewonnen. Es entstand eine Vielzahl verschiedener Klassifikationen mit überwiegend anatomischer [105], biomechanischer [244] oder praktisch klinischer Orientierung [168, 234]. Dies führte zu einer Zunahme kombinierter bandplastischer Operationen in verschiedenen Abschnitten des Kapselbandapparates [168].

Kernpunkt der Bandplastiken blieb jedoch der „pivot central", der zentrale Pfeiler des Kniegelenks und hier insbesondere, häufigkeitsbedingt, der ACL-Ersatz. Man verwendete hierzu distal gestielte oder freie Streifen aus der Patellarsehne, gestielte Sehnen des Pes anserinus, den am Vorderhorn gestielten Innenmeniskus, autologe Kutis oder Fascia lata.

Die Originalmethode des ACL-Ersatzes mit einem distal gestielten Patellarsehnenstreifen aus dem zentralen Drittel unter Verwendung einer patellaren Knochenschuppe zur Verankerung in einem Bohrloch im Femurkondylus beschrieb Jones 1963 [117]. Vielfältige Modifikationen kamen hinzu [5, 27, 40, 53, 118, 132, 150, 168, 189, 225, 234]. Zur Anwendung kamen das mediale oder das mittlere Patellarsehnendrittel, distal gestielt, an der Gefäßversorgung vom Hoffa-Fettkörper belassen oder frei transplantiert, durch ein femorales Bohrloch geführt oder in der „Over-the-top-Technik" durch die Fossa intercondylaris um den lateralen Femurkondylus herum gezogen [155].

Lindemann empfahl 1950 erstmals den dynamischen Ersatz des ACL mit der muskulär gestielten Grazilissehne [140]. Seither wurden vielfache Modifikationen dieser Methode unter Verwendung der Grazilis- oder der Semitendinosussehne, proximal oder distal gestielt, einfach oder gedoppelt, beschrieben [25, 35, 78, 165, 210]. Diese Methoden erlebten v.a. durch die heute teilweise angewendete arthroskopische Bandersatzplastik eine Renaissance [135].

Der Kreuzbandersatz durch autologe Kutis [166], lyophilisierte Dura [112] sowie durch den am Vorderhorn gestielten Innenmeniskus [60, 131, 208, 220] wird heute nur noch vereinzelt angewendet.

Nach Auswertung von 1422 Ersatzoperationen des vorderen Kreuzbands in den vorbeschriebenen Techniken durch Wirth et al. [234] fanden sich in 80% der Fälle gute Ergebnisse nahezu unabhängig von der angewendeten Operationsmethode. Die verbleibenden 20% waren je zur Hälfte befriedigend und schlecht.

Analog wurden verschiedene Verfahren zum plastischen Ersatz des hinteren Kreuzbands (PCL) und der Seitenbänder entwickelt. Zur Beseitigung rotatorischer Instabilitäten fanden Kombinationsverfahren Anwendung. Hier seien nur beispielhaft der Pes-anserinus-Transfer zur Beseitigung einer anteromedialen Rotationsinstabilität nach Slocum u. Larson [207] sowie die technisch anspruchsvolleren Methoden von O'Donoughue [185] und Nicholas [171] erwähnt. Bei der „Five-one-Rekonstruktion" nach O'Donoughue wurde nicht nur das Innenband in seinem Verlauf dem fehlenden ACL angenähert, sondern auch die dorsomediale Kapselschale gestrafft. Dazu mußte regelmäßig der Innenmeniskus, ob geschädigt oder unversehrt, entfernt werden. Zusätzlich wurde der Pes anserinus versetzt, der Vastus medialis distalisiert und häufig auch der tibiale Semimembranosusansatz verändert. Vor allem die letztgenannten aufwendigen Verfahren wurden zwischenzeitlich weitgehend wieder verlassen, da der Eingriff in die natürliche Kniegelenkkinematik doch zu schwerwiegend ist und so verständlicherweise überzeugende Ergebnisverbesserungen ausblieben.

Gute Resultate konnten weder mit diesen Methoden noch mit einem ausschließlich extraartikulären Ersatz des ACL erzielt werden. Auch zwangen die operationstechnisch aufwendigen Verfahren zu einer langen postoperativen Ruhigstellung und führten zu vermehrten Komplikationen. Um trotzdem den Forderungen der betroffenen Patienten nach möglichst frühzeitiger Wiederaufnahme der sportlichen Betätigung Rechnung tragen zu können, wurden apparative Hilfen entwickelt, wie der bekannte „Lennox-Hill-Brace" [172].

In die moderne klinische Funktionsdiagnostik haben heute Phänomene wie das Pivot-shift-Zeichen [156] und der Lachmann-Test, eine extensionsnahe vordere Schublade [221], Eingang gefunden. Dadurch wird auch die Therapie heute mehr auf die Verbesserung der Stabilität in den funktionell wichtigeren streckungsnahen Kniegelenkstellungen anstatt in Rechtwinkelstellung ausgerichtet. Die Einteilung der Rotationsinstabilitäten in den 4 Quadranten in 3–4 Grade [168] ermöglicht eine differenzierte Therapie mit Reduktion des operationstechnischen Aufwands auf das jeweils notwendige Mindestmaß [234]. Dabei rückt heute wieder das Kniegelenk mit Verlust des ACL und Lockerung der dorsomedialen Kapselecke, häufig unter Mitbeteiligung des Innenmeniskushinterhorns in den Vordergrund, das sog. „anterior cruciate deficient knee" [58].

Heute wird darüber diskutiert, ob bei diesen Kniegelenken der ACL-Ersatz allein zur Stabilisierung genügt [134], ob stabilisierende Maßnahmen an der dorsomedialen Kapselschale, evtl. mit Naht eines zusätzlichen Längsrisses am Innenmeniskushinterhorn für sich allein ausreichend sind [106], oder ob sowohl der Ersatz des ACL als auch die Stabilisierung der dorsomedialen Kapselschale wegen des bestehenden Synergismus notwendig sind [168].

Drei Gründe waren es, die in den letzten Jahren die Entwicklung und Anwendung von Kunststoffbandprothesen ermöglichten: Die Verwendung autologen Bandersatzmaterials zwingt zu längerer, durchschnittlich 6wöchiger Immobilisationsbehandlung, um die Einheilung nicht zu gefährden [24, 66]. Mit einem von Anfang an stabil verankerten Ersatzband läßt sich demgegenüber eine funktionelle Nachbehandlung mit Freigabe der Mobilisation durchführen. Zum 2. bleibt die definitive Umwandlung von Sehnengewebe unter der entsprechenden funktionellen Beanspruchung in ein echtes Band aus. Die biomechanischen Kenndaten von natürlichen Bändern lassen sich durch autologe Transplantate nicht erreichen; auf lange Sicht muß vielmehr mit einem Nachdehnen der Autotransplantate gerechnet werden [41]. Der 3. Grund schließlich besteht in einer Schwächung der aktiven Kniegelenkstabilisation durch Wegnahme beispielsweise der Semitendinosussehne zum Zwecke des Bandersatzes. Bei einem eventuellen Fehlschlagen der Bandplastik kommt es so zu einer zusätzlichen Reduktion der Kniegelenkstabilität [30, 130, 244]. Neben experimentellen Untersuchungen liegen bereits mannigfache klinische Anwendungen verschiedener Kunstbänder im Kniegelenk vor, wobei Langzeitergebnisse überwiegend jedoch noch fehlen [23, 31, 114, 125].

Eine andere Philosophie liegt der Augmentation einer Patellarsehnenbandplastik mit einem wiederzuentfernenden [234] oder einem auf Dauer in situ verbleibenden alloplastischen Band [121, 154] zugrunde. Hierbei wird ein autologes Transplantat für die initiale Einheilungsphase durch das fest verankerte Kunststoffband geschützt, um nach erfolgtem biologischem Umbau die volle Funktion zu übernehmen.

Ein theoretisch eleganteres Vorgehen stellt die Verwendung eines resorbierbaren Bands als Augmentation einer Kreuzbandnaht nach frischer Verletzung [3, 91] oder als Augmentation einer Patellarsehnenbandplastik dar [22]. Hierbei wird über bis zu 87% gute Ergebnisse berichtet [91]. Experimentell sind die Resultate jedoch noch widersprüchlich [101, 205].

Von neuen Materialentwicklungen und einer weiter verbesserungsfähigen Implantationstechnik, insbesondere zur Vervollkommnung einer isometrischen Kreuzbandimplantation lassen sich künftig bessere Resultate erhoffen. Festzuhalten ist, daß alle alloplastischen Materialien Abrieb verursachen, der insbesondere an den Bohrlocheingängen auftritt [37, 127]. Die „Over-the-top-Technik", die diesen Abrieb wegen des größeren Biegeradius reduzieren könnte, hat jedoch gegenüber der Bohrlochtechnik den Nachteil des nichtisometrischen Bandverlaufs (s. Kap. 2.3).

Bei gegebener Indikation [179] sind von der Primärnaht bei frischer Kapselbandverletzung wesentlich bessere Ergebnisse als nach sekundärer Bandplastik zu erwarten [45, 231]. Durch Kombination einer frischen Bandnaht mit einer autologen [211] oder resorbierbaren Augmentation [91] können die Resultate weiter verbessert werden. Andererseits lassen sich nach ACL-Plastik am nicht voroperierten Knie bessere Resultate als am voroperierten Kniegelenk erzielen (88% gegenüber 66%, [67]).

1.6 Bedeutung der Kniebandbiomechanik für die Kniegelenkkinematik

Das Kniegelenk weist selbst für die theoretische Anatomie eine ausgesprochen schwierig zu definierende Gelenkmechanik auf. Auch heute noch werden zur Klassifizierung die sich widersprechenden Begriffe Trochoginglymos (Drehscharniergelenk) und Ginglymoarthrodie (Flächengleitscharniergelenk) benützt, da sowohl Flexion und Extension als auch die Rotationen über eine Fläche ablaufen. Hierbei wandern die beiden Bewegungsachsen laufend in einem kinematischen System, während die automatische Schluß- bzw. Initialrotation unabhängig davon noch eine eigene Rotationsachse besitzt. Bewegungen im Kniegelenk sind somit in 6 unabhängigen Richtungen möglich (je 3 Translations- und 3 Rotationsbewegungen). Kinematisch besitzt das Gelenk somit 6 Freiheitsgrade.

Die Charakteristik der Kinematik ist in erster Linie durch Kurvenform-, Größe und Radius der femoralen und tibialen Gelenkflächen wie auch durch die Orientierungen der 4

Hauptbänder bedingt [120]. So können die Bänder gleichzeitig Stabilität vermitteln, obgleich sie andererseits im selben Augenblick die normalen Bewegungen im Kniegelenk zulassen. Mit zunehmender Beugung und damit Dorsalverschiebung der tibiofemoralen Kontaktfläche ändern sich auch die Hebelarme der kniegelenksüberquerenden Muskeln. Dies führt zu einem grundsätzlichen Einfluß auf die Funktion.

Die Kinematik des normalen Kniegelenks muß die Wechselwirkung zwischen Bewegungsfreiheit und Stabilität innerhalb des normalen Funktions-Bewegungs-Zyklus gewährleisten. Wenn die Kniegelenkstellung eine höhere passive Stabilität bewirkt, sind die Bänder leichter verletzlich als in Positionen größerer Gelenkbeweglichkeit. Grundvoraussetzung für dieses System ist die Intaktheit des Kniebandapparats. Ist jedoch der Kapselbandapparat verletzt, so sind Bewegungsablauf und Stabilität essentiell gestört. Hieraus leitet sich zwangsläufig die Forderung nach einer möglichst naturgetreuen „Reparatur" eines verletzten Kapselbandapparats ab.

2 Grundlagen

2.1 Normale und Pathomechanik

Müller [168] hat in seiner umfassenden Monographie den gegenwärtigen Kenntnisstand über die Biomechanik des Kniegelenks vorzüglich dargestellt. Die für das Verständnis dieser Arbeit wichtigen Grundlagen sind diesem Buch entnommen und werden im folgenden kurz umrissen.

2.1.1 Kinematik des Roll-Gleit-Prinzips

Nach Strasser [215], Groh [81], Kapandji [120], Frankel [68], Menschik [160–162], Huson [107], Nietert [175], Goodfellow u. O'Conner [79] handelt es sich weder um ein reines Abrollen noch um ein Drehgleiten am selben Ort, wie aus Abb. 2 ersichtlich wird.

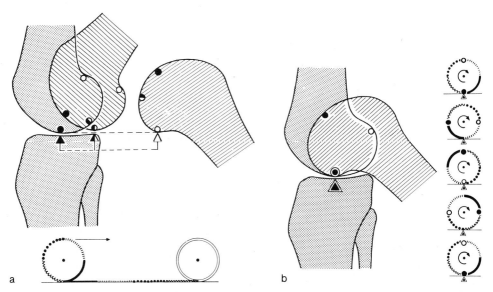

Abb. 2 a, b. Bewegungen des Femurs gegenüber der Tibia während des Flexionsablaufs. **a** mit den theoretischen Auflagepunkten, wenn es sich um eine reine Abrollung handelte. Das Femur würde über das Tibiaplateau hinausrollen (▲ tibialer und ● femoraler Kontaktpunkt bei Extension; ▲ ◑ bei 45°, △ ○ bei 135° Flexion). **b** Mit theoretisch einzigem Auflagepunkt, wenn es sich um ein reines Gleiten handeln würde, wie bei dem sich über einem einzigen Auflagepunkt drehenden Rad rechts. Dabei würde die Femurmetaphyse bei 130° Flexion auf der hinteren Tibiakante aufschlagen. (Aus Müller 1982)

12

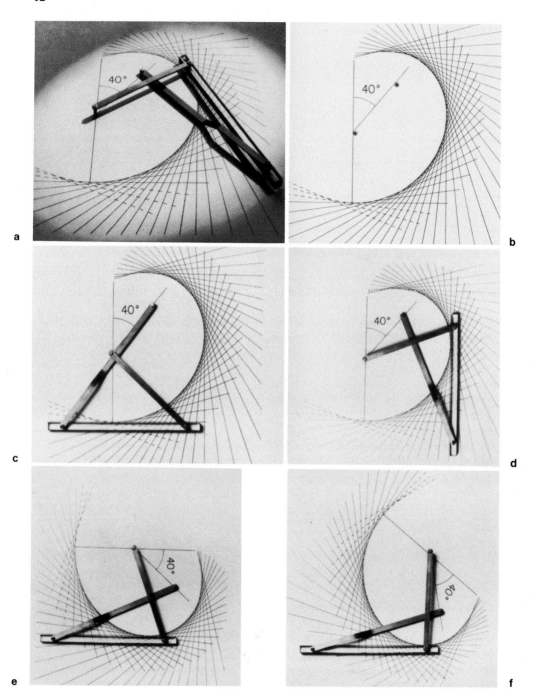

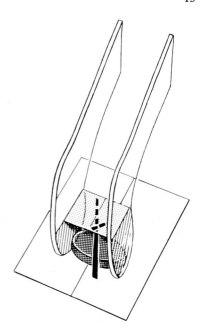

Abb. 4. Die 2 Kondylenrollen sind von einem kreisförmigen zentralen Sockel geführt, um den die Rotation frei ist. Dieser Sockel wird mit der Viergelenkkette zum Zentralpfeiler, der Eminentia intercondylaris mit Kreuzbändern. (Nach Huson 1974)

2.1.1.1 Überschlagene Viergelenkkette

Sie ist nach Kapandji [120], Huson [107] und Menschik [160–162] das Getriebe, welches die Verschmelzung des Abrollens und des Drehgleitens zum sog. Rollgleiten verwirklicht (Abb. 3).

Das Getriebe der Viergelenkkette gibt die Rückverlagerung der femoralen Auflagepunkte auf der Tibia, die entsprechende Dorsalwanderung der Flexionsachse und die getriebebedingte Umformung der Bewegung vor [107, 160–162].

Die Viergelenkkette stellt ein Modell dar, das die Kniegelenkmechanik in einer Ebene (zweidimensional) hinreichend beschreibt. Eine Ergänzung stammt von Huson [107] mit der das System aus der zweidimensionalen Ebene in den dreidimensionalen Raum übertragen wird. Nach diesem Modell werden 2 flächenhafte Kondylenrollen miteinander durch eine quere Ebene verbunden. Diese Ebene liegt in einem Winkel von 40° zur Längsachse des Femurs. Die beiden Kreuzbänder sind zwischen der Grundfläche und dieser interkondylären Fläche (Dach der Fossa intercondylaris) ausgespannt. Auf der Grundfläche ermöglicht ein zentraler Drehsockel die Führung mit Rotation (Abb. 4). Am Knie wird dar-

Abb. 3. a. Modell einer überschlagenen Viergelenkkette. Im übertragenen Sinn sind die Kreuzbänder starre Stangen, die zu einer Senkrechten in einem Winkel von 40° befestigt sind. Ein dem Tibiaplateau entsprechendes Verbindungsstück wird hier durch eine Plexiglasstab dargestellt. Durch Ziehen einer Geraden beim jeweiligen Stand des Plexiglasstabs entsteht eine Kurve, die praktisch der Krümmung des dorsalen Abschnitts einer Femurkondylenrolle entspricht. **b** Kurve, wie sie mit dem in **a** gezeigten Apparat zwangsläufig als sog. Koppelhüllkurve entsteht. **c–f** Phasen der Bewegung mit der überschlagenen Viergelenkkette bei feststehender Plexiglaskoppel, die in diesem Modell dem Tibiaplateau entspricht. (Aus Müller 1982)

14

aus der sog. Zentralpfeiler, bestehend aus Eminentia intercondylaris und den 2 Kreuzbändern.

2.1.1.2 Schlußrotation bzw. Initialrotation

Der distale Abschnitt der lateralen Femurkondyle weist einen größeren Radius als der distale Abschnitt der medialen Kondyle auf. Hierdurch rollt das Femur eine größere Wegstrecke auf dem lateralen als auf dem medialen Tibiaplateau während der ersten 10–15 Flexionsgrade. So wird bei Beugung die Kontaktzone zwischen Tibia und Femur auf dem lateralen Tibiaplateau weiter nach dorsal verlegt als medial [7, 229]. Während der initialen Beugung ist dieser unterschiedliche Gleitweg nach hinten zwangsläufig mit einer passiven Innenrotation der Tibia gegenüber dem Femur verbunden (Initialrotation). Umgekehrt bewirkt die endgradige Kniegelenkstreckung eine zwanghafte Tibiaaußenrotation, als „screw home mouvement" [87] oder Schlußrotation bezeichnet.

2.1.2 Kinematisches System der Kreuzbänder im Zusammenspiel mit den peripheren Ligamenten

Die Innenrotation spannt die Kreuzbänder im Zentrum an und führt zu einem vergrößerten Kompressionsdruck auf die Gelenkflächen (Abb. 5). Die peripheren Kollateralbänder wer-

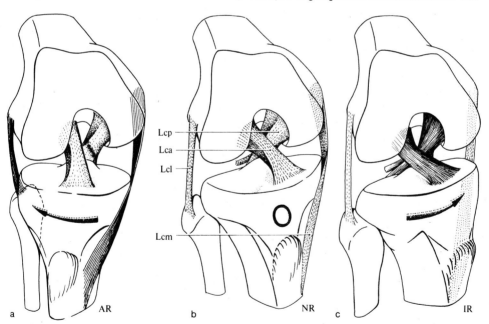

Abb. 5 a–c. Die Kreuzbänder und die Seitenbänder haben neben synergistischen Funktionen eine antagonistische Grundfunktion bei den Rotationen. **a** In *AR* (Außenrotation) spannen sich die Seitenbänder wegen ihrer zueinander gekreuzten Lage an und verhindern ein Ausdrehen. **b** In *NR* (Neutralrotation) wird keine der 4 Ligamentstrukturen besonders gefordert. **c** In *IR* (Innenrotation) laufen die Seitenbänder parallel zueinander und sind dadurch entspannt, während die Kreuzbänder quirlartig umeinander gewunden und stark gespannt werden. (Aus Müller 1982)

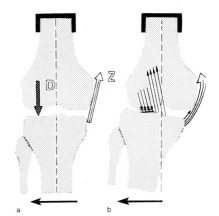

Abb. 6 a, b. Valgisierung bewirkt Druck (*D*) in der lateralen Gelenkhälfte sowie Zug (*Z*) im Zentralpfeiler und medialem Bandsystem

den dabei nach Müller [168] entspannt, in Außenrotation jedoch straff gespannt. Sie bringen die Gelenkflächen gegenseitig unter Druck, während die Kreuzbänder im Zentrum entspannt sind.

Daneben führt auch die reine seitliche Translation zu einer stabilisierenden Gelenkkompression [70, 168]. Valgisierende Kräfte bewirken erhöhten Druck in der lateralen Gelenkhälfte sowie Zug im Zentralpfeiler und im medialen Bandsystem (Abb. 6). Wenn die medialen Bänder reißen, sind die Kreuzbänder im Zentrum nicht mehr geschützt. Sie werden auch einreißen bzw. am Ansatz (knöchern) ausreißen.

2.1.3 Die Kinematik der perhipheren Bänder in Zusammenhang und Folge der Kreuzbandkinematik

Die Seitenbänder und alle anderen ligamentären Strukturen der Peripherie können nicht willkürlich angeordnet sein, sondern müssen in das System der Viergelenkkette passen. Menschik [160–162] beschrieb die von Burmester 1888 (Zitat nach Müller [168]) in seinem Lehrbuch der Kinematik angegebenen Kurve. Auf dieser liegen die Ansätze des MCL und gewährleisten damit eine annähernde Bandisometrie während des Bewegungsablaufs (Abb. 7).

Andere Bandansätze sind nicht möglich, da sonst eine Dehnung der Bänder über ihre Elastizitätsreserve hinaus erfolgen würde [168]. Die präparatorische Analyse der Faserverläufe in den Ligamenten bestätigt diese Theorie der Kinematik [168].

Auch für die laterale Seite läßt sich das Insertionsprinzip gemäß der Burmester-Kurve bestätigen. Jedoch sind hier die Bandstrukturen wegen der größeren Rotationsfreiheit und der deswegen notwendigen Dynamisierung durch Muskelzug (Mm. popliteus, biceps, glutaeus maximus und tensor fasciae latae) nicht so übersichtlich zu erkennen [168].

2.1.3.1 Mediales Kollateralband und hinteres mediales Schrägband als Rotationsstabilisatoren

Das Zusammenwirken des MCL und des hinteren Schrägbands [posterior oblique ligament (POL)] und dessen innige Verbindung mit dem medialen Meniskus stabilisiert passiv sehr

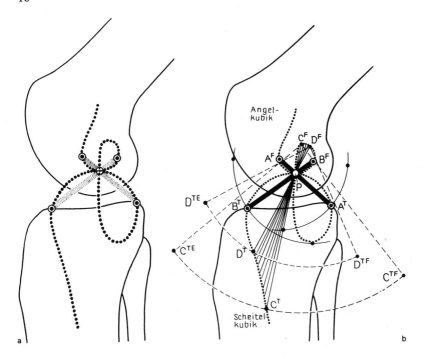

Abb. 7. a Burmester-Kurve. Ein Punkt auf der Angelkubik, der sich durch das Zentrum mit einem Gegenpunkt auf der Scheitelkubik mit einer Geraden verbinden läßt, läuft bei bewegter Viergelenkkette auf einer angenäherten Kreisbahn um seinen Gegenpunkt. **b** Theoretischer Verlauf der MCL bei feststehendem Femur und beweglicher Tibia: Wird ein Punkt C^F auf der Angelkubik am Femur mit einem Punkt C^T auf der Scheitelkubik an der Tibia durch das Zentrum P verbunden, dann läuft dieser Punkt C^T bei Bewegung der Tibia auf einer angenäherten Kreislinie. So bewegt sich der Punkt C^T (Tibia), der zu C^F (Femur) gehört, auf einer Kreisbahn aus der Extension C^{TE} in die Flexion C^{TF}. Analog verhält es sich mit den Bandbegrenzungspunkten D. Die Kreuzbandendpunkte auf der Tibia A^T und B^T bewegen sich ohnehin auf Kreisbahnen. (Aus Müller 1982)

wirksam gegen eine exzessive Rotation [168]. Da die zur Verfügung stehende intraligamentäre Elastizitätsreserve ca. 6% beträgt, ist sie in den kurzen Bändern früher erschöpft. Diese werden dadurch zusammen mit den Menisken zu den zuerst einsetzenden und feinsten Rotationsbremsen [168].

Die kleine Elastizitätsreserve dieser kurzen Bänder führt dazu, daß die kurzen Fasern bei Rotationsverletzungen zuerst reißen. Diese ligamentäre, gelenkspaltnahe Ruptur wird oft als Meniskusläsion mißverstanden und leider immer noch oftmals durch eine totale Meniskektomie behandelt.

2.1.3.2 Dynamisierung passiver Ligamente

Die hintersten Bandanteile des POL lockern sich bei Flexion, weil sie nicht mehr an einem isometriegerechten Ort auf der Burmester-Kurve liegen. Somit muß ein Muskel mithelfen, diese Ligamentanteile in jeder Bewegungslage des Gelenks anzuspannen.

Der M. semimembranosus ist mit seinen 5 Ansätzen in der Lage, die erwähnten hinteren Bandanteile in jeder Richtung anzuspannen. Er dynamisiert damit das rein passive, nicht mehr durch Eigenspannung haltende Bandsystem und wird so zur Leitstruktur dieses Funktionskomplexes, des sog. Semimembranosusecks. Analog hierzu dynamisiert der M. popliteus die dorsolaterale Kapselecke mit dem Lig. arcuatum, das sog. Popliteuseck.

2.1.4 Pathomechanik der Bandinstabilität

Werden im Seitenbandbereich Bänder überdehnt oder zerissen, dann kommt es neben der seitlichen Aufklappbarkeit im Valgus- oder Varussinne, der seit langem bekannten geraden Seiteninstabilität, zu einer Vergrößerung der Drehfreiheit [168, 207]. Diese pathologische und meist im Kniegelenk nicht mehr kontrollierbare Rotationsfreiheit stellt – noch mehr als die Seiteninstabilität – die hauptsächlich invalidisierende Komponente für den Verletzten dar.

Die Zerreißungen im Zentralpfeiler verursachen neben den Schubladen nach vorne oder hinten Subluxationsphänomene des Schienbeinkopfes gegenüber dem Femur, sog. Pivot shifts. Neben dem klassischen „Pivot shift" von Galway et al. [73] gibt es auch einen umgekehrten „Pivot shift" nach hinten. Jacob et al. [113] haben sich eingehend mit der Pathophysiologie dieses posterolateralen Subluxationsphänomens befaßt.

Bei diesen Subluxationsphänomenen handelt es sich um eine sicht- und spürbare Desintegration der Roll-Gleit-Bewegungen, die sich von einer kaum erfaßbaren 2phasigen Bewegung bis zu einem beeindruckenden Subluxationsschnappen mit dumpf hörbarem Knall manifestiert. Diese in der Nähe der Streckstellung bei ca 30° Flexion ablaufende Instabilitätsphänomene invalidisieren selbst bei noch geringem Ausmaß wesentlich mehr als groß demonstrierbare Schubladen bei rechtwinklig gebeugten Knie.

2.2 Der Einfluß der Muskulatur auf die Beanspruchungen des Bandapparats

Die Bedeutung der Muskulatur für die aktive Stabilisierung des bandgeschwächten Kniegelenks ist bereits seit Jahrzehnten bekannt. Für die Rehabilitationsphase nach Kapselbandverletzungen, insbesondere nach operativer Therapie, wird daher das Auftrainieren der Muskulatur gefordert. Der M. quadriceps femoris atrophiert am stärksten. Von diesem Muskel ist wiederum der M. vastus medialis am meisten betroffen. Er atrophiert als erster und gewinnt in der Regel als letzter seine Funktionstüchtigkeit wieder zurück [234].

Für die Behandlung in der postoperativen Immobilisations- und später der Rehabilitationsphase wurde daher von älteren Autoren ein Muskeltraining insbesondere für den Quadriceps gefordert [28, 209]. Sowohl bei frischen Bandverletzungen [194] als auch nach Rekonstruktion chronischer Kapselbandverletzungen [54, 233] galt die Forderung nach intensivem Quadrizepstraining. Marti u. Boers [151] forderten ebenfalls nach Rekonstruktion einer isolierten vorderen Rotationsinstabilität ein intensives Quadrizepstraining im Gipsverband, hielten dieses jedoch bei komplexer vorderer Kniebandinstabilität wegen einer vorderen Schubladenwirkung für zu gefährlich.

White u. Raphael [232] konnten experimentell durch Patellazug an Leichenknien eine Minderdehnung des MCL beobachten.

Verschiedene experimentelle und klinische Untersuchungen ließen Zweifel an der Un-gefährlichkeit der Quadrizepsaktivierung insbesondere in extensionsnahen Stellungen für das frisch operierte ACL aufkommen. Küsswetter et al. [129] beobachteten mit Hilfe von Dehnungsmeßstreifen an 6 Leichenknien höhere Ausgangsdehnungen im ACL in Exten-sion und einen verzögerten Abfall der Dehnungen bis 40° Flexion. Das PCL erfuhr hinge-gen durch Quadrizepszug vermehrte Dehnungen über 100° Flexion.

Zu ähnlichen Ergebnissen kamen Daniel et al. [44] mit Hilfe von Stabilitätsmessungen an Leichenknien. Dabei führte Quadrizepsaktivierung zu einer Subluxation des Tibia-kopfes nach vorne zwischen 0 und 40° Flexion. Diese Ergebnisse konnten im klinischen Test durch eine Tibiasubluxation bei fehlendem ACL erhärtet werden. Paulos et al. [190] maßen Kräfte im ACL mit Hilfe von Buckle-Transducern. Hierbei bewirkte der Quadri-zepszug eine vermehrte Ausgangsdehnung des ACL in Extension auf 250% und stark er-höhte Dehnungswerte im weiteren Verlauf bis 90° Flexion. Hieraus erhoben die Autoren die klinische Forderung nach totalem Quadrizepstrainingsverbot während der ersten 12 postoperativen Wochen bei gleichzeitig intensiver Übungsbehandlung der ischiokruralen Muskeln.

Grood et al. [83] maßen an 5 Leichenknien die notwendigen Quadrizepskräfte, um den Unterschenkel gegen die Schwerkraft zu strecken. Vom Übergang der Beugung in die Streckung stieg die hierzu notwendige Quadrizepskraft an, wobei für die letzten 15° zu voller Extension eine Kraft von 350 N erforderlich war. Dieser verdoppelte sich nochmals bei Anbringung eines zusätzlichen Fußgewichts von 31 N. Der effektive Hebelarm war dabei am größten bei 20° Flexion. Eine Durchtrennung des ACL beeinflußte die aufzu-wendende Quadrizepskraft nicht, löste jedoch eine vordere Schublade zwischen 30 und 0° Flexion aus.

Eine Autorengruppe um Arms [9, 10, 164, 193] führte instensive experimentelle Deh-nungsmessungen mit Hilfe von Halleffektmeßsonden an Leichenknien durch. Danach be-wirken isometrische und exzentrische Quadrizepsbelastungen signifikant erhöhte Dehnun-gen im ACL zwischen 0 und 45° Flexion und leicht erniedrigte Dehnungswerte jenseits von 60° Beugung [9, 150, 151]. Das laterale Seitenband wird durch Zug des Bizeps femo-ris in Extension signifikant entspannt [10]. Die Simulation der Hamstrings reduziert die Dehnungen im ACL leicht zwischen 0 und 60° und signifikant zwischen 75° und 105° Beugung. Die kombinierte Muskelaktivität kann die Quadrizepswirkung zwischen 0 und 30° Flexion nicht kompensieren [10, 150].

Mit einem anderen Dehnungsmeßsystem (Quecksilberdehnungsmeßaufnehmer) fanden Meglan et al. [159] ähnlich erhöhte Dehnungen im anteromedialen Bündel des ACL durch Quadrizepsaktivität zwischen 0 und 20° Kniebeugung. Steadman [153, 213] kommt zu dem klinischen Schluß, daß die postoperative Mobilisation mit Quadrizepsaktivierung, d.h. die aktive Extension des Beins nur bis maximal 45° Streckung erlaubt ist.

Experimentell wurden am lebenden Patienten Dehnungsmessungen während operativer Maßnahmen von Arvidsson u. Eriksson [14] sowie von Henning et al. [93] vorgenommen. Während starke Dehnungserhöhungen mit zunehmender Kniegelenkstreckung nach Naht einer frischen ACL-Ruptur [14] zu einem Abbruch des Experiments führten, konnte Hen-ning [93] an 2 Testpersonen während einer Arthroskopie erhöhte Dehnungen im ACL bis zu voller Kniestreckung beobachten. Danach trat bei aktiver Kniestreckung eines mit ei-nem 90-N-Schuh beschwerten Beins etwa dieselbe Dehnungszunahme im ACL auf wie bei einem mit einer Kraft von 364 N ausgeführten Lachmann-Test. Henning forderte hieraus für die klinische Anwendung ein Verbot des Quadrizepstrainings in Streckstellung während des ersten postoperativen Jahres.

Mit Hilfe von EMG-Messungen konnten Yasuda u. Sasaki [242, 243] eine vermehrte Beanspruchung des ACL durch Quadrizepstraining feststellen. Die Hamstrings vermindern danach die Gefährdung des ACL, so daß klinische eine Aktivierung der Quadrizepsmuskulatur nur jenseits von 70° Beugung erlaubt, eine gleichzeitige Anspannung von Quadrizeps und Hamstrings jedoch bereits ab 7,5° Flexion gestattet wird.

Für die elektrische Muskelstimulation, die in der frühen postoperativen Phase eine größere Zunahme der Muskelkraft als das aktive Training bewirkt [55] wird dementsprechend gefordert, daß sie nur in „unschädlichen" Winkelgraden angewendet wird, so etwa bei 60° Flexion [9].

2.3 Auswirkungen unterschiedlicher Insertionsorte von Kreuzbandplastiken auf ihr Dehnungsverhalten

Da ein Ersatzkreuzband nicht an den Originalinsertionen befestigt werden kann, wird es entweder durch Bohrlöcher in Femurkondylus und Tibiakopf geführt oder in der „Over-the-top-Technik" durch die Fossa intercondylaris um den lateralen Femurkondylus herumgezogen. Die Fixierung erfolgt dann jeweils extraartikulär in verschiedener Form (vgl. Kap 1.5). Als Vorteile einer Bohrlochverankerung werden eine bessere, weil knöcherne Verankerung sowie günstigere Isometrieverhältnisse angesehen (s. unten). Zur Erzielung möglichst isometrischer Bohrlöcher wurden verschiedene Methoden und entsprechende Zielgeräte vorgeschlagen [52, 80, 98, 183].

Als Vorteil der „Over-the-top-Technik" gilt hingegen der größere knöcherne Radius mit glatter Oberfläche, wodurch eine niedrigere Rupturrate der Bandplastiken und eine günstigere Kraftübertragung bewirkt werden soll [163, 188].

Einer Vielzahl klinischer Studien [94, 169, 227] steht eine Reihe experimenteller Untersuchungen gegenüber. Diese hatten überwiegend das Ziel, die verschiedenen Ursprungs- und Ansatzmöglichkeiten einer ACL-Plastik unter biomechanischen Aspekten zu beleuchten:

Ein sog. Fadenmodell wurde von Artmann u. Wirth [13], Hoogland u. Hillen [102], Gely et al. [75], Hassenpflug et al. [89], Grood et al. [84] sowie Wagner u. Gotzen [227] angewendet. Mit Hilfe einer Apparatur zur dreidimensionalen Messung der Kniekinematik [218] ließen sich die Abstände zwischen den Bandansätzen und ihre Distanzänderungen bei Kniebewegungen errechnen [84, 95, 180]. Aus diesen Arbeiten geht übereinstimmend hervor, daß die tibiale Insertion eines ACL-Ersatzes die Beanspruchung weit weniger beeinflußt als die Wahl des Ursprungsortes am Femurkondylus. Je weiter ventral der tibiale Ansatz liegt, desto länger wird der intraartikuläre Bandverlauf. Auch die Verlaufsrichtung wird geringfügig verändert. Die Längenänderungen bei Flexion und Extension des Kniegelenks werden jedoch nur gering beeinflußt. Eine Seitverschiebung der tibialen Insertion in der Frontalebene zeigt keinen wesentlichen Einfluß [95].

Die Lokalisation des femoralen Bandursprungs ist ganz wesentlich verantwortlich für das Längenänderungsmuster bei Knieflexion. Ein „isometrisches" Bohrloch am Ursprung durch den lateralen Femurkondylus, das nach O'Brien [180] am anterosuperioren Rand des natürlichen Bandursprungs lokalisiert sein soll, führt zu den geringsten Banddehnungsänderungen [13, 75, 84, 89, 95, 180, 227]. Liegt das Bohrloch zu weit ventral, verkürzt sich die Distanz zwischen den Bandansätzen in Extension und das Band wird schlaff [95]. Ein Ersatzband, das in Extension gespannt wurde, gerät in Flexion noch mehr unter Spannung und führt so zu einer Beugehemmung. Wird es hingegen in Beugung gespannt, fehlt eine Stabilisierung in Extension [84]. Ein umgekehrtes Dehnungsmuster stellt sich bei einem zu weit dorsal gelegenen Bohrloch ein.

Der Bandverlauf „over the top" stellt die extremste Form einer dorsalen Bandinsertion dar. Sie führt in Extension zu einer Längenzunahme um 14% [102], was vom biomechanischen Standpunkt her gesehen zwangsläufig zu einem Transplantat- oder Implantatversagen führen muß.

Direkte Dehnungsmessungen an einer Patellarsehnenbandplastik des ACL nahmen erstmals Arms et al. [9] vor. Sie konnten zeigen, daß nach isometrischer femoraler und tibialer Bohrlochinsertion und mehrfachem Durchbewegen des Kniegelenks die gemessenen Dehnungen denen eines intakten ACL für reine Beugung und Streckung entsprechen. Eine zu weit ventrale proximale Insertion führte hingegen zu erhöhten Dehnungen in Flexion.

Auch zur Beurteilung der Auswirkungen verschiedener Insertionsorte eines PCL-Ersatzes liegen Studien vor [69, 85, 96]. Danach liegt der bestmögliche femorale Ursprung am posterioren superioren Rand des Originalbandursprungs. Die Wahl der tibialen Insertionslokalisation zeigt hingegen wie beim ACL weit weniger Einfluß auf die Banddehnung.

2.4 Meßverfahren

Die widersprüchlichen Angaben in der Literatur über die Banddehnungen im menschlichen Kniegelenk sind zu einem großen Teil auf variierende Versuchsaufbauten, zu einem weiteren Teil auf Schwierigkeiten mit der Meßtechnik zurückzuführen. Diese wirken sich sowohl auf die Dehnungs-Beugewinkel-Charakteristik als auch auf die Höhe der auftretenden Dehnungen aus.

2.4.1 Qualitative Messungen

Sehr einfache Methoden mit nur qualitativen Aussagen beschrieben schon in früherer Zeit Fick [63], Bennet [18], Murphy [170], Steindler [216], Horwitz [103], Brantigan u. Voshell [26], Robichon u. Romero [196], Kennedy et al. [123], Girgis et al. [76], Lembo [136] und Norwood [176]. Teilweise wurden dabei die Bandspannungen palpatorisch geprüft, während das Kniegelenk durchbewegt wurde.

2.4.2 Insertionsabstandsmessungen

An diese Phase rein qualitativer Beobachtungen schlossen sich dann erste quantitative Messungen am Bandapparat an. Hier bot sich als die einfachste Methode eine direkte Abstandsmessung vom Bandansätzen oder Markierungen an, die auf der Bandoberfläche aufgebracht wurden. So markierte Wang et al. [228] die Bandansätze der 4 Hauptkniegelenkbänder mit Steinmann-Nägeln und maß ihren Abstand bei den Kollateralbändern mit Hilfe eines Zirkels. Wegen der erhaltenen Gelenkkapsel fertigte er Röntgenaufnahmen in 3 Ebenen an, um hieraus den Abstand der Markierungen der Kreuzbandansätze zu errechnen. Dabei fand er folgendes Verhalten der 4 Hauptbänder, wobei er nicht zwischen verschiedenen Bündeln unterschied: Die beiden Kreuzbänder zeigten entgegengesetztes Dehnungsverhalten. Das ACL wurde zwischen 0 und 120° um etwa 8% zunehmend gedehnt, während das PCL schon nach 30° um 10% abnahm und anschließend etwa konstante Länge aufwies. Die Kollateralbänder hingegen zeigten eine sehr ähnliche Längenänderungscharakteristik. Beide erfuhren die höchsten Dehnungen in Streckstellung des Kniegelenks und entspannten sich kontinuierlich mit zunehmender Beugung. Das laterale Seitenband wies in 120° Beugung nur noch 75% der Dehnung in Streckstellung auf, das mediale 84%.

Ein ähnliches Verfahren wendeten Lembo et al. [136] an. Warren et al. [230] sowie Girgis et al. [76] kennzeichneten die Ursprünge der Seiten- bzw. Kreuzbänder mit Kirschner-Drähten und maßen deren Abstände unter verschiedenen Bewegungen und nach Durchtrennung einzelner Bänder. Warren fand am medialen Seitenband ein unterschiedliches Dehnungsverhalten der verschiedenen Bandabschnitte. Danach befand sich der ventrale Faseranteil bei gestrecktem Knie in entspanntem Zustand, die dorsalen Fasern waren jedoch gespannt. Bei Beugung im Knie entspannte sich der hintere Bandanteil, der vordere kam bis 45° zunehmend unter Belastung und fiel danach wieder geringfügig ab.

Trent et al. [223] stellten Untersuchungen an 10 Kniegelenken zur Bestimmung der Achsenrotationen und der Längenmuster der Kniegelenkbänder an. Mit Hilfe vom Spiegeln wurden die Positionen von Markierungsdrähten photographiert und daraus Rotationswinkel und Längenänderungen der Gelenkbänder errechnet. Er unterschied bei beiden Kreuzbändern zwischen jeweils 3 Bündeln, einem posterioren, einem mittleren und einem anterioren Bandanteil.

Die gefundenen Tendenzen für das PCL offenbarten für alle 3 Bündel eine Dehnungszunahme mit steigendem Flexionswinkel. Diese Zunahme wurde jedoch vom hintersten zum vordersten Bündel größer. Die Bündel des ACL verhielten sich unterschiedlich. Der posteriore Anteil schien während der gesamten Flexion kaum einer Dehnungsänderung zu unterliegen, nur im Bereich über 75° war eine leichtes Abfallen und ein anschließendes Wiederansteigen der Dehnung zu verzeichnen. Das mittlere Faserbündel entspannte sich kontinuierlich bis 75° Beugung und straffte sich danach wieder geringfügig. Die Dehnung des vorderen Bündels jedoch stieg zunächst mit der Flexion, nahm dann ab und stieg schließlich wieder bis zur maximalen Beugestellung des Kniegelenks an.

2.4.3 Fadenmodell

Zur Messung der Kreuzbandlängenänderungen bietet sich das bereits seit vielen Jahren in den verschiedensten Modifikationen benutzte Fadenmodell an. Im Prinzip werden hierbei Fäden oder Drähte entlang des Kreuzbands intraartikulär und weiter durch Bohrlochkanäle aus Femurkondylus und Tibiakopf herausgeführt. Bei einer femoralen Fixation soll dann die Längenänderung des freien Fadenendes am Tibiakopf ein Maßstab für die Banddehnung sein, wenn das Knie bewegt wird [13, 47, 89, 102, 227, 241].

Artmann u. Wirth [13] wendeten dieses Verfahren an, um einerseits die Abstandsänderungen verschiedener Bündelinsertionspunkte des ACL zu ermitteln, andererseits um den optimalen femoralen Insertionspunkt für eine Kreuzbandplastik zu finden. Dorlot et al. [47] untersuchten so ebenfalls das Dehnungsverhalten zweier Bündel des ACL und fanden beim posterolateralen Anteil einen stetigen Abfall der Dehnung bis ca. 45° und anschließend bis 135° Flexion eine konstante Länge. Das anteromediale Bündel zeigte bis 45° ein ähnliches Verhalten; seine Dehnung stieg allerdings dann mit zunehmender Flexion stark an. Im Rechts-links-Vergleich zweier unversehrter Kniegelenke eines Individuums wurde aber auch die quantitativ große biologische Streubreite bei ähnlicher Dehnungscharakteristik deutlich. Hoogland u. Hillen [102] sowie Hassenpflug et al. [89] bedienten sich dieser Fadenmodellmethode, um die optimalen knöchernen Insertionsstellen für alloplastischen Bandersatz zu ermitteln (s. Kap. 2.3).

Das Fadenmodell besitzt jedoch den gravierenden Nachteil, daß eine Änderung der „freien äußeren Fadenlänge" nicht nur von den inneren Bohrlochlokalisationen abhängt, sondern auch von der Länge der Knochenkanäle und damit deren Verlaufsrichtung. Die Längenmessung des freien Fadenüberstands kann somit nur ein unexakter Hinweis auf die tatsächlichen Banddehnungen sein.

Diese Überlegungen führten zu der Entwicklung neuer indirekter Meßmethoden, die mit ihren Ergebnissen im folgenden skizziert werden.

2.4.4 Quecksilberdehnungsaufnehmer (liquid metal strain gauges)

Zur Dehnungsmessung verwenden einige Autoren sog. Quecksilberdehnungsmeßaufnehmer, die eine Dehnungsänderung in Form einer veränderten Stromstärke anzeigen. Sie bestehen aus quecksilbergefüllten Gummischläuchen, die auf ein Band genäht oder an den Bandinsertionen befestigt werden und so die Banddehnungen mitvollziehen.

Edwards et al. [50] untersuchten die 4 Hauptbänder am Kniegelenk und stellten Dehnungs-Beugewinkel-Diagramme auf. Dabei wurde die Dehnung prozentual auf die maximal auftretende Längenänderung eines Bands bezogen. Das ACL war in Streckung und in maximaler Beugung am meisten, bei ca. 50° Flexion am wenigsten gespannt. Beim PCL zeigte sich umgekehrt ein Dehnungsmaximum bei 60° und die geringste Dehnung ab 120° Beugung. In Streckstellung besaß es ebenfalls eine hohe Spannung gefolgt von einem lokalen Minimum bei 20°. Die Kollateralbänder wiesen beide die höchste Dehnung in Streckung auf und kontrahierten sich mit zunehmender Beugung. Das Außenband zeigte einen eher linearen Dehnungsabfall, während medial bis 80° Beugung ein degressiver Kurvenverlauf mit anschließendem leichten Wiederanstieg zu erkennen war.

Ebenfalls mit dieser Methode ermittelten Kennedy et al. [122] Daten über die Kreuzbänder und das Innenband. Das letzte war in starker Beugung am wenigsten gespannt, in Hyperextension dagegen straff. Das ACL und PCL zeigten beide einen ähnlichen Kurvenverlauf mit einem Dehnungsminimum bei 35° Flexion und starker Elongation in Beugung und Streckung.

Auch Meglan et al. [159] benutzten Quecksilberschläuche zur Dehnungsbestimmung der einzelnen Bündel des ACL. Diese waren in Streckung des Kniegelenks um 30–50% gedehnt und variierten untereinander nicht wesentlich. Gleichzeitig war eine Quadrizepssimulation möglich, die eine Dehnungssteigerung während der ersten 20 Beugegrade bewirkte. Bei weiterer Flexion des Gelenks wurde das Band mit steigender Quadrizepskraft zunehmend entlastet.

2.4.5 Halleffektmeßaufnehmer

Diese Art Meßaufnehmer wird in der Arbeitsgruppe von Arms et al. verwendet [9–11, 14, 64, 193, 219]. Sie beruht auf dem physikalischen Effekt, daß das Meßelement eine elektrische Spannung abgibt, deren Höhe zu einer Magnetfeldstärke proportional ist, die wiederum von einer Längenänderung des Aufnehmers abhängt. Nach Arms besitzt ein solcher Dehnungsmeßaufnehmer eine sehr hohe Linearität im mittleren Meßbereich, auf den die Messungen beschränkt werden.

Die Länge eines solchen Halleffektaufnehmers beträgt ca. 10–12 mm. Er ist also genügend klein, um an mehreren Positionen eines Bands gleichzeitige Messungen zu erlauben. Arms [11] stellte z.B. Messungen am MCL mit 8 Halleffektsensoren an, um die Dehnungsverteilung über das ganze Band zu messen. Dabei wies das Innenband eine unterschiedliche Dehnungsverteilung über seine Fläche auf. Die ventralen Anteile zeigten eine zunehmende Dehnung mit steigendem Beugewinkel, für die dorsalen Fasern war der Verlauf umgekehrt. Dabei waren proximal höhere Dehnungen zu verzeichnen als distal. Eine Valgusbelastung erhöhte in allen Fällen die Dehnung im MCL.

Fischer et al. [64] untersuchten mit den Halleffektdehnungssensoren im Detail die Beziehung zwischen dem ventral gelegenen MCL und den posterioren Fasern, dem POL. Trotz enger anatomischer Beziehungen wurde kein direkter Zusammenhang gefunden, da die Dehnungen dieser beiden Strukturen sich nach deren Trennung voneinander unwesentlich verändern. Daraus wurde der Schluß gezogen, daß das mediale Kollateralband und das POL funktionell voneinander unabhängige Bandstrukturen sind. Es wurde jedoch eingeräumt, daß durch Unzulänglichkeiten der Meßtechnik ein funktioneller Zusammenhang möglicherweise nicht erkennbar sei.

Renström et al. [193] setzten Halleffektaufnehmer zur Dehnungsmessung ein, um den Einfluß der Muskulatur auf das ACL zu klären (s. Kap. 2.3).

2.4.6 Buckle-Transducer

Dieser Meßmethode bedienten sich Lewis et al. [138], Lew u. Lewis [137], Barry u. Ahmed [16] und Ahmed et al. [1]. Sie stellt einen Sonderfall dar, da mit ihrer Hilfe nicht Banddehnungen, sondern in Bändern auftretende Kräfte direkt bestimmt werden können. Das Prinzip eines solchen Kraftsensors ist in Abb. 8 wiedergegeben.

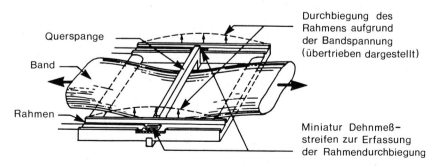

Durchbiegung des
Rahmens aufgrund
der Bandspannung
(übertrieben dargestellt)

Querspange

Band

Rahmen

Miniatur Dehnmeß-
streifen zur Erfassung
der Rahmendurchbiegung

Abb. 8. Aufbau eines Buckle-Transducers zur Kraftmessung in Bändern. (Aus Ahmed 1987)

Das Band bzw. ein Bandanteil wird durch einen kleinen Metallrahmen geführt, dessen Aufbau einer Gürtelschnalle ähnelt. Als eigentliche Sensoren dienen 2 Dehnungsmeßstreifen, welche die Verbiegung des Rahmens durch eine Zugkraft im Band registrieren. Zur Eichung dieses Systems muß nach Abschluß der Messungen das Band mitsamt seiner knöchernen Insertionen aus dem Kniegelenk herauspräpariert und in einer Materialprüfmaschine einer definierten Zugkraft unterworfen werden.

Lew u. Lewis [137] untersuchen mit dieser Kraftmeßmethode die auftretenden Kräfte in Kreuzbändern vor und nach Implantation einer Kniegelenkendoprothese. Hier zeigte sich wiederum das konträre Verhalten des ACL und PCL. Das ACL war mit 4 N in Streckung des Kniegelenks am straffsten. Bis 45° Beugung war ein Absinken der Bandkraft bis auf 0 zu beobachten und anschließend ein leichtes Wiederansteigen bis 1 N. Das PCL war in Kniestreckung mit 1 N Zuglast in seinem entspanntesten Zustand. Mit zunehmender Beugung erhöhte sich die Bandkraft auf 15 N in 90° Flexionsposition.

Ahmed et al. [1] führten Kraftmessungen an den 4 Hauptbändern des Kniegelenks unter tibialer Innen- und Außenrotation bei 40 und 90° Flexion durch. Außer im PCL stellten sie in keinem der Bänder eine Bandkraft in neutraler Rotationsstellung fest. Erst die Innen- und Außenrotation der Tibia führte zu Bandkräften von bis zu 100 N am MCL, 70 N am lateralen Seitenband, 25 N am anteriomedialen Bündel des ACL und bis zu 50 N am PCL. Dieses zeigte auch in Neutralrotation und 90° Flexionsstellung des Gelenks schon eine Zugkraft von ca. 20 N.

2.4.7 Dehnungsmeßstreifentechniken

Zur Gruppe der Meßmethoden, die Dehnungsmeßstreifen verwenden, gehört das Verfahren von White u. Raphael [232]. Hier wurde ein Dehnungsmeßstreifen auf ein dünnes Metallblech aufgeklebt und dieser so präparierte, sehr steife Meßaufnehmer mit mehreren Nähten parallel zu den Bandfasern am MCL befestigt.

Claes [38] entwickelte diese Methode weiter, um den Einfluß des Meßaufnehmers auf das Band zu reduzieren, der bei der oben genannten Methode doch zu erheblichen Verfälschungen der Bandeigenschaften aufgrund der lokalen Versteifung des Bands führen kann. Diese verbesserte Methode (Ω-Aufnehmer) wurde auch in der vorliegenden Arbeit verwendet und wird deshalb in Kap. 3.2.1 ausführlich beschrieben. Claes untersuchte das Dehnungsverhalten des MCL. An 3 Lokalisationen (ventral, Mitte und dorsal) wurden in Gelenkspalthöhe Ω-Aufnehmer aufgenäht. Die Ergebnisse zeigten den ventralen Anteil in Streckstellung entspannt und die mittleren und dorsalen Fasern in maximaler Anspannung. Mit zunehmendem Flexionswinkel sank die Dehnung dorsal und in der Mitte des Bands, wohingegen sie ventral zunahm. Während des Bewegungsablaufs traten zwischen Streckung und 135°-Kniegelenksbeugung maximale relative Dehnungen von 5% am dorsalen Bündel und von 1,5% in der Mitte des Bands und im ventralen Anteil auf.

France et al. [65] hingegen benutzten die Dehnungsmeßstreifentechnik zur indirekten Kraftmessung. Sie applizierten die Dehnungsmeßstreifen jedoch nicht am Band selbst, sondern klebten sie auf die knöchernen Insertionen der Bänder. Sie sahen in dem Maß der Dehnung der Bandinsertion einen aussagekräftigen Meßwert, der mit der Belastung des Bands selbst korreliert. Auch hier mußte nach Ende der Messungen das Band reseziert und in einer Materialprüfmaschine belastet werden, um über die so erfolgte Kalibrierung im Nachhinein Aufschluß über die tatsächlich auftretenden Kräfte zu erhalten.

France stellte Messungen an den 4 Hauptbändern des Kniegelenks an. Dabei fixierte er die Dehnungsmeßstreifen an den tibialen Bandansätzen des medialen Seitenbands, am posterioren Anteil des PCL und am anterioren Anteil des ACL. Die Meßstreifen für das laterale Seitenband, den posterioren Anteil des vorderen sowie den anterioren Anteil des PCL wurden an ihrer femoralen Insertion appliziert. Während der Messung wurde das Kniegelenk zwischen 0 und 120° Flexion durchbewegt. Dabei ergaben sich folgende Resultate: Die Seitenbänder zeigten beide die höchste Anspannung in voller Streckung, allerdings mit unterschiedlichem Betrag. (ca. 80 N im medialen und 20 N Zuglast im lateralen Seitenband). Die Kreuzbandanteile verhielten sich jeweils entgegengesetzt. Das bedeutet z.B. beim ACL , daß der hintere Anteil in Streckung mit etwa 60 N belastet ist und mit zunehmender Beugung entlastet wird, um ab ca. 65° wieder stärker unter Zuglast zu kommen. Der vordere Anteil zeigte ziemlich exakt gegensätzliches Verhalten. Ähnliches beobachtete France beim PCL. Hier ist ebenfalls der hintere Anteil in Streckung gespannt, der vordere entspannt. Mit zunehmendem Beugewinkel sank die Zugbelastung im hinteren Anteil sehr schnell auf 0, im vorderen stieg sie bei 80° Flexion bis auf 120 N an.

2.4.8 Sonstige Meßmethoden

Burri et al. [29] interponierten Gummifäden zwischen scharf durchtrennten Seiten- und Kreuzbändern. Bei passiver Flexion ließen sich aus deren Auseinanderklaffen die Winkel bestimmen, bei denen die Gumminähte unter Spannung gerieten. Danach wiesen alle Bänder in einem Ausmaß von 20–60° relativ geringe Spannungen auf, woraus die Berechtigung für eine postoperative funktionelle Nachbehandlung abgeleitet wurde.

Von Woo et al. [238] stammt eine aufwendige optische Meßmethode (video dimension analyzer; VDA). Diese arbeitet mit einer Videokamera, die ein mit dunkeln Markierungsstrichen versehendes Band beobachtet. Eine spezielle Elektronik registriert aus dem Videobild die Markierungen durch Abscannen. Aus dem hierzu benötigten Zeitintervall läßt sich die Abstandsänderung zwischen 2 Strichen bei Banddehnungen errechnen.

Eine weitere aufwendige Methode zur Längenmessung von Kniegelenkbändern ist die Röntgenstereophotogrammetrie. Van Dijk et al. [46] wendeten sie zur Messung von Bandlängenänderungen an, indem sie die Bandansätze von Kniegelenkamputaten mit kleinen Tantalkügelchen markierten und anschließend die Gelenke in einer Stereoröntgeneinrichtung abbildeten. Dabei wurden in jeder Kniegelenkstellung 2 Röntgenbilder aus verschiedenen Blickwinkeln aufgenommen. Durch eine Koordinatentransformation war es nun möglich, aus den zweidimensionalen Röntgenbildern die räumlichen Koordinaten der Tantalmarkierung zu ermitteln und so die Abstände der Bandinsertionen während der Kniegelenkbeugung zu verfolgen.

Hertel [97] bestimmte die Bandspannung indirekt mit Hilfe eines mechanischen Meßgeräts. Dabei wurden die Banddehnungen als Funktion der senkrecht zum Bandverlauf auftretenden Bandauslenkung bestimmt, die über ein Leuchtpfeilsystem bei verschiedenen Lastfällen aufgezeichnet wurden. Hierbei fand er das ACL-Bündel in Streckstellung am meisten elongiert. Danach wies es ein Dehnungsminimum zwischen 50 und 110° auf und wurde bei weiterer Flexion wieder mehr beansprucht. Innenrotation erhöhte, Außenrotation verminderte die Banddehnungen in allen Beugegraden außer in voller Streckstellung.

2.4.9 Stabilitätsmessungen

Zur Bestimmung der Gelenkstabilität bzw. -steifigkeit wurden Kraft- bzw. Auslenkungsdiagramme mit verschiedenen Untersuchungsmethoden an intakten Kniegelenken und nach gezielter Banddurchtrennung vorgenommen.

So stellten Butler et al. [33] Kraft- bzw. Auslenkungsdiagramme bei 30 und 90° Flexion nach Kreuzbanddurchtrennung auf. Damit konnten sie die primären und sekundären Stabilisatoren des passiven Halteapparats bei „Schubladenstreß" nach vorne und hinten definieren. Hiernach trägt das ACL als primärer Stabilisator des Kniegelenks nach vorne mit 86% zur Gesamtstabilität bei. Sekundäre Stabilisatoren sind mit jeweils 3% der Tractus iliotibialis, die mediale und laterale Kapsel sowie beide Kollateralbänder. Die Autoren schließen hieraus, daß bei Verlust des ACL die sekundären Stabilisatoren in ihrer Haltefunktion überfordert sind. Als Hauptstabilisator des Kniegelenks nach hinten ist das PCL mit einem Anteil von 95% der Gesamtstabilität anzusehen. Nach dessen Verlust stellen die hintere Kapsel mit dem Popliteuseck (56%), das MCL (16%) und andere Strukturen (zusammen 28%) sekundäre Stabilisatoren dar, die jedoch zusammen nur mit 5% zur Gesamtstabilität nach hinten beitragen.

In einem analogen Versuchsmodell ermittelten Grood et al. [86] die primären und sekundären Stabilisatoren um die sagittale Achse in der Frontalebene zur Verhinderung einer Varus- bzw. Valgusinstabilität. Danach sind das mediale Seitenband als primärer Stabilisator gegen eine Valgusinstabilität und das Außenband gegen eine Varusinstabilität anzusehen. Nahe Streckstellung tragen sie mit 57 bzw. 55% zur Gesamtstabilität bei. Als sekundäre Stabilisatoren sind streckungsnahe die hintere Kapsel (25%) und beide Kreuzbänder (15%) anzusehen.

Fukubayashi et al. [70] prüften Schubladen- und Drehmomente der Tibia gegenüber dem Femur über einen Flexionsumfang von 0–90° und wiederholten den Untersuchungsvorgang mit durchtrennten Kreuzbändern. Danach finden sich die höchsten vorderen Schubladenwerte in 30, die höchsten hinteren bei 75° Beugung. In Extensionsstellung sind praktisch keine Schubladenphänomene nachzuweisen. Eine Entfernung des ACL bewirkt eine verdoppelte Schubladenauslenkung nach vorne, eine Durchtrennung des PCL eine 3fach erhöhte nach hinten. Eine Schubladenauslösung nach vorne induziert bei intaktem Bandapparat eine Innenrotation des Unterschenkels und ein entsprechendes Drehmoment. Umgekehrt bewirkt eine hintere Schublade ein Drehmoment des Unterschenkels nach außen sowie eine Außenrotation, die nach Durchtrennung eines der beiden Kreuzbänder nicht mehr nachweisbar ist.

Furman et al. [71] durchschnitten die einzelnen Bündel des vorderen Kreuzbands in verschiedener Reihenfolge und bestimmten die resultierende Instabilität unter manueller Streßbelastung in a.-p.-Richtung und unter Rotationsbelastung. Danach finden sich bei intakten Bändern die größtmögliche Rotation nach innen und außen bei 45° Knieflexion, die geringste bei 90°. Die maximale vordere Schublade wird bei 45° auslösbar. Eine Durchtrennung des ventralen Bündels des ACL vergrößert die vordere Schublade v.a. in Flexion und bewirkt eine Rotationsinstabilität in Extension. Umgekehrt bewirkt eine alleinige Zerschneidung des hinteren Bündels eine Zunahme der (Hyper-)Extension und eine vermehrte vordere Schublade in Extension, nicht aber in Flexion. Eine Durchtrennung des ganzen ACL bewirkt eine vordere Schublade sowie eine Rotationsinstabilität in allen Beugegraden. Es wird gefolgert, daß bei pathologisch auslösbarer vorderer Schublade das vordere Bündel oder das ganze ACL gerissen sein müssen.

Hsieh et al. [104] definierten die stabilisierenden Strukturen des belasteten und entlasteten Kniegelenks (Gewichtsimulation) durch Messungen operativ ausgelöster vorderer und hinterer Schubladen in verschiedenen Rotationsstellungen bei intaktem Knie und bei einzeln durchtrennten Bändern. Durchtrennung des ACL bewirkt eine erhebliche Vergrößerung der vorderen Schublade. Die hintere Schublade nimmt bereits bei Durchtrennung der Seitenbänder und der hinteren Kapsel, v.a. aber des hinteren PCL zu. Die Kollateralbänder spannen sich bei vorderer Schublade, viel weniger bei der hinteren Schublade an, sind also sekundäre Stabilisatoren des Kniegelenks nach vorne. Eine Meniskektomie bewirkt nur in Kombination mit zusätzlicher Kreuzbandläsion eine erhebliche Laxitätszunahme. Durch eine axiale Belastung wird die Rotationslaxität verringert.

Markolf et al. [145] erstellten Biegemoment- bzw. Auslenkungsdiagramme für Varus-, Valgus- und Schubladenbelastung sowie Drehmoment- bzw. Rotationskurven zur Evaluierung von Steifigkeit und Laxität an 35 Knien auf. Sie fanden die größte Steifigkeit der Kniegelenke in Extension, die in Innenrotation durch Sektion des MCL deutlich vermindert wurde. Die Außenrotationssteifigkeit nahm bei gleichzeitiger Durchschneidung von lateralem Seitenband und hinterer Kapsel ab. Eine ACL-Resektion bewirkte die größte vordere Instabilität in Extension, die PCL-Durchtrennung eine maximale hintere Schublade in Flexion.

Eine Arbeitsgruppe um Piziali u. Seering untersuchte die Funktion der „Primärligamente" bei a.-p.- und mediolateralem Bewegungsmuster [191] sowie bei Varus- bzw. Valgusstreß und während der Rotation [204]. Dabei wurden in vitro definierte Dislokationen bis nahe der Bandreißgrenze vorgenommen und mit Hilfe von Dynamometern an Tibia und Fibula die an den Bändern auftretenden Kräfte und Kraft- bzw. Drehmoment gemessen. Nach Piziali kommt es zum Auftreten signifikanter „Kopplungskräfte" bei mediolateraler Bewegung in a.-p.-Richtung: bei Lateralbewegung der Tibia gegenüber dem Femur tritt über eine Anspannung des PCL eine spontane vordere Schublade, bei Medialbewegung über das ACL eine hintere Schublade auf. Das ACL tritt als Hauptstabilisator nach vorne (75–95%) in Erscheinung.

Crowninshield et al. [43] nahmen Steifigkeitsmessungen am isolierten Knie vor und berechneten die relative Steifigkeit bezogen auf die Neutralrotation in Extension. Danach sind die vorderen Fasern des ACL am längsten in Flexionsstellung, die hinteren am längsten in Extensionsstellung des Kniegelenks und stabilisieren gemeinsam nach vorne und gegen Innen- sowie Außenrotation. Umgekehrt sind die hinteren PCL-Fasern am längsten in Extension während die vorderen eine konstante Länge aufweisen. Gemeinsam stabilisieren sie das Kniegelenk nach hinten. Die vorderen MCL-Fasern sind am längsten in Flexion, die hinteren am längsten in Extension während die tiefe Schicht eine konstante Länge aufweist. Gemeinsam stabilisieren sie das Knie im Valgussinne.

Nielsen [173] legten eine experimentelle Studie zur Bedeutung des ACL für die Rotationsinstabilität vor. Eine Durchtrennung einzelner Bündel hatte keinen Einfluß auf die Kniestabilität, während die Durchtrennung des ganzen ACL zu einer pathologisch erhöhten Innenrotation führte. Eine Läsion von ACL und MCL führte zu einer erheblichen anteromedialen Rotationsinstabilität. Die Autoren schlossen hieraus, daß für die anteromediale Rotationsinstabilität in erster Linie das MCL, in zweiter die dorsomediale Kapselecke und erst in dritter Linie das ACL wichtig sind.

2.5 Fragestellungen

Der Bandapparat gewährleistet die Stabilität im Kniegelenk und ermöglicht gleichzeitig einen großen Bewegungsspielraum. Insbesondere die Kreuzbänder sind für die minutiöse Feinabstimmung des komplexen Bewegungsmusters verantwortlich. Sind die Bänder verletzt oder hat sich eine chronische Instabilität eingestellt, so kann dies mit einer Invalidisierung des Menschen gleichbedeutend sein. Keine der im Laufe von Jahrzehnten entwickelten Behandlungsmethoden hat die Probleme bislang lösen können.

Wir stehen heute, insbesondere auch im Hinblick auf neue Bandprothesen und Implantationstechniken, immer noch vor vielen ungelösten grundsätzlichen Fragen. Manche Erkenntnisse aus der Grundlagenforschung, v.a. im Hinblick auf die Bandbeanspruchung, stehen im Widerspruch zueinander.

Die durch die beschriebenen Meßverfahren dargestellten ganz unterschiedlichen Ergebnisse der Kniebandbeanspruchung sind teilweise durch die unterschiedlichen apparativen und technischen Meßmethoden bedingt. Hierdurch wurden mehr Widersprüche neu aufgeworfen als gelöst.

Die Kenntnis der normalen Beanspruchung von menschlichen Kniebändern ist Grundvoraussetzung für die Entwicklung von künstlichen Bändern. Auch müssen Operations- und Nachbehandlungstechniken auf die biologischen Gegebenheiten abgestimmt sein. Mit einem etablierten Dehnungsmeßsystem dessen Meßfühler bezüglich Dimensionierung und Robustheit an das Versuchsmodell angepaßt werden mußten und mit einem neuartigen, computergesteuerten Kniebelastungssimulator sollten einige grundsätzliche Erkenntnisse mit praxisnaher Bedeutung erlangt werden.

Ziel der vorliegenden Arbeit war es, die folgenden Fragestellungen zur Knie- bzw. Bandbiomechanik zu beantworten:

– Wie sieht das Dehnungsmuster in den einzelnen Komponenten des passiv stabilisierenden Kniebandapparates aus?
– Kann ein kräftiger Muskelmantel als aktiver Stabilisator eine Bandschwäche kompensieren bzw. rekonstruierte oder ersetzte Bänder entlasten?
– Wie groß ist die Dehnungsmehrbeanspruchung der Bänder durch äußere Kräfte und können diese durch die Muskulatur kompensiert werden?
– Tritt durch den Verlust des ACL eine Änderung im Dehnungsmuster der anderen, sekundär stabilisierenden Bänder auf?
– Kann in künstlichen Kniebändern unter verschiedenen Beanspruchungen ein normales Dehnungsmuster erzielt werden?
– Können mit einer bandplastischen Versorgung wieder ausreichende Stabilitätsverhältnisse erreicht werden?

– Wie wirkt sich die Lokalisation verschiedener Ursprungsorte von Ersatzbändern auf deren Dehnungsbeanspruchung aus?

– Können durch die vorgestellte Dehnungsmeßtechnik offene Fragen zur Fixationstechnik bei einer klinisch weit verbreiteten Bandersatzmethode (LAD) beantwortet werden?

3 Material und Methoden

3.1 Kniebelastungssimulator

Um die Banddehnungen am Kniegelenk unter standardisierten Bedingungen messen zu können, wurde eine spezielle Testapparatur entwickelt [36]. Diese mußte physiologische Kniegelenkbewegungen zulassen und gleichzeitig die Simulation der wichtigsten knieübergreifenden Muskeln und äußerer Krafteinwirkungen und Momente ermöglichen. Mit Hilfe von Dehnungsmeßaufnehmern wurden die Banddehnungen unter verschiedenen Bewegungs- und Belastungsbedingungen computergesteuert registriert. Der Gesamtaufbau ist in Abb. 9 dargestellt. Im folgenden werden die Details des Versuchsaufbaus erläutert.

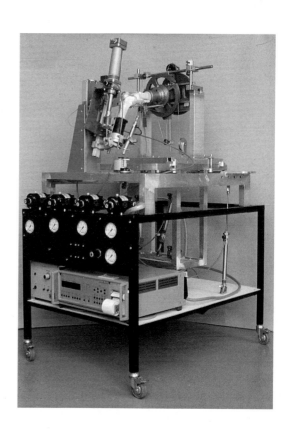

Abb. 9. Gesamtansicht der Prüfeinrichtung

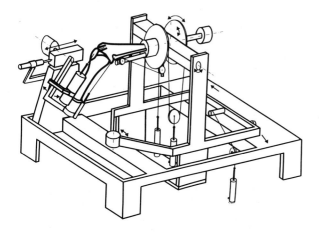

Abb. 10. Schematische Darstellung des Versuchsaufbaus

3.1.1 Prüfapparatur – mechanischer Aufbau

Die Abb. 10 zeigt eine schematische Gesamtansicht. Die beiden Hauptfunktionselemente sind einerseits der Rahmen, in dem die Tibia befestigt ist, andererseits der Hebelarm, der die Femureinspannung aufnimmt. Sowohl das Femur- als auch das Tibiaende wurden mit Methacrylat (Technovit) in einen innen konischen Stahlzylinder eingegossen. Ein Elektromotor, der sich auf einer horizontalen kugelgelagerten Gleitführung bewegen kann, schwenkt den Hebelarm, an dem das femorale Ende des Kniegelenks angebracht ist, im Sinne einer Flexion bzw. einer Extension (Abb. 11 und 12).

Der maximale Beuge- bzw. Streckwinkel wurde mittels zweier Lichtschranken so begrenzt, daß unter keinen Umständen eine Hyperextension oder Hyperflexion entstehen konnte. Die elektronische Motorsteuerung schaltete den Antrieb von Extension auf Flexion um, sobald ein physiologischer Streckwinkel von 0° erreicht wurde. Umgekehrt schaltete sie bei 120° von Flexion auf Extension zurück. Die Lage des Kniegelenks zur Drehachse des Hebels war so zu justieren, daß die Drehachse des Hebels im Bereich der wandernden Kniegelenkdrehachse lag. Dies war erforderlich, um die Bewegungen aller Achsen ausge-

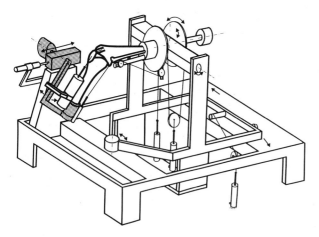

Abb. 11. Schematische Darstellung des Antriebshebelarmsystems

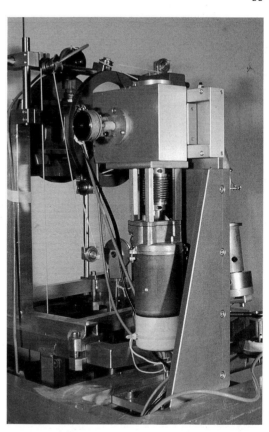

Abb. 12. Als Antriebsmotor dient ein LKW-Scheibenwischermotor mit horizontaler Kugellagerführung. Ein Drehwinkelpotentiometer mißt den Beugewinkel

nommen der Hebeldrehachse während der Kniebeugung auf ein Minimum zu reduzieren. Dadurch wurde insbesondere verhindert, daß der Antriebsmotor auf der horizontalen Kugellagerführung bis an den vorderen oder hinteren Anschlag fuhr und so Zwangskräfte erzeugte. Der tibiale Zylinder war in einer kardanischen Aufhängung montiert. Diese erlaubte die Rotation um die Tibialängsachse und die Rotation um 2 weitere Achsen.

Die gesamte kardanische Montierung war als Querträger auf einem in der Horizontalen gelegenen Rahmen angebracht. Dieser Rahmen war um eine vertikale Achse drehbar gelagert, die in ihrer Verlängerung durch die Mitte des Kniegelenkspalts zeigte. Hieraus ergab sich eine freie Beweglichkeit des Gelenks im Varus-valgus-Sinne (Abb. 13). Die horizontale Verschiebbarkeit des Flexionsmotors und die weiteren Rotationsmöglichkeiten sind wegen der wandernden Flexionsachse des Kniegelenks notwendig (Rollgleiten, vgl. Kap. 2.1.1). Durch die vielgelenkige Lagerung und die Gleitführungen besitzt ein eingespanntes Kniegelenkpräparat alle 6 Freiheitsgrade einer physiologischen Kniegelenkkinematik und ist so ohne Zwangskräfte frei beweglich geführt.

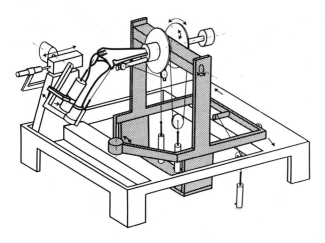

Abb. 13. Schema der Rahmenkonstruktion mit den verschiedenen Drehachsen

3.1.2 Pneumatische Steuerung

3.1.2.1 Muskelzüge

Um nicht nur eine rein passive Kniegelenkbewegung studieren zu können, war es notwendig, die aktiven Stabilisatoren zu simulieren. Hierzu wurden die wichtigsten knieübergreifenden Muskelgruppen (vgl. Kap. 3.4.3) durch pneumatisch erzeugte Zugkräfte ersetzt.

Zur Einleitung einer Quadrizepskraft wurde kranial in die Patella eine querdurchbohrte Kortikalisschraube eingesetzt, durch die ein Seilzug lief. Dieser war mit der Kolbenstange eines Pneumatikzylinders verbunden (Abb. 14).

Der Zugzylinder zur Aufbringung der Muskelkräfte des M. gastrocnemius war in einem weiteren Rahmen unterhalb der kardanischen Aufhängung der Tibia angeordnet. Von hier lief ein Seilzug über mehrere Umlenkrollen zu den Kortikalisschrauben, die an Muskelursprüngen in die dorsalen Femurkondylen eingedreht und mit Cerclagedraht untereinander verbunden wurden. Die Muskelkraft der ischiokruralen Muskeln wurde durch 2 dorsal des Femurs plazierten Pneumatikzylinder simuliert. Die Kraft übertrug ein Seilzug über eine Schraube an den Tibiakopf medial (M. semimembranosus und Pes anserinus), die des anderen wurde analog als M. biceps femoris am Fibulaköpfchen eingeleitet.

3.1.2.2 Äußere Kräfte und Momente

Um die Auswirkung von äußeren Kräften und Momenten auf die Bandbeanspruchung studieren zu können, wurden 3 zusätzliche Pneumatikzylinder installiert (Abb. 15). Der eine war in dem selben Rahmen wie der Gastrocnemiuszylinder montiert; sein Seilzug lief über ein auf der Rotationsachse der Tibia sitzendes Rad. Abhängig davon, ob der Seilzug links oder rechts herum gelegt wurde, entstand ein Innen- bzw. ein Außenrotationsmoment um die Tibiaachse.

Zur Erzeugung von Varus- bzw. Valgusstreß war jeweils ein Pneumatikzylinder auf der Grundplatte der Gesamtanordnung angebracht, die den ganzen drehbar gelagerten Rahmen mit der Tibia über einen Seilzug mit Umlenkrolle auslenkten.

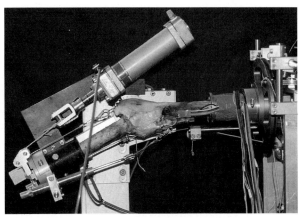

a

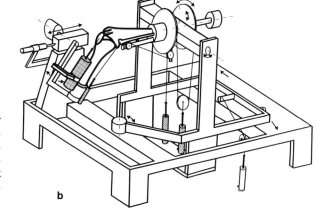

Abb. 14 a, b. Druckluftzylinder
dienen zur Erzeugung der Muskelkräfte von Quadrizeps, ischio-
kruraler Muskelgruppe und Gastrocnemius. **a** Seitenansicht mit
Quadrizepszylinder. **b** Schema-
zeichnung

b

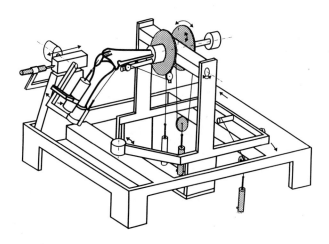

Abb. 15. Zur Erzeugung von Va-
rus- bzw. Valgus- und Rotationsmomenten dienen weitere Press-
luftzylinder

3.1.3 Computersteuerung

Ein zügiger Meßablauf, die gleichzeitige Steuerung von Muskelkräften sowie die Messung von Dehnungen und Winkeln macht die Steuerung des Versuchsablaufs mit einem Computer notwendig. Dazu wurde ein OKI lf 800 Personalcomputer verwendet. Ausgehend vom Meßobjekt, dem Kniegelenk, wurden die Meßdaten, hier die Dehnungen der Kniegelenkbänder und die 3 oben erläuterten Lagewinkel in den digitalen Meßverstärker eingespeist und über eine serielle RS 232 Schnittstelle auf Befehl vom Rechner abgerufen und gespeichert. Zur Muskelkraftsteuerung wurden vom Rechner zur jeweiligen Muskelkraft proportionale elektrische Spannungen erzeugt und an die jeweiligen elektromagnetischen Druckwandler geleitet [48]. Diese waren an einen konstanten Steuerluftdruck zwischen 1,4 und 10 bar angeschlossen und erzeugten an ihrem Ausgang einen der elektrischen Steuerspannung proportionalen Luftdruck von maximal 1 bar. Von hier führten letztlich Druckluftleitungen zu den einzelnen pneumatischen Zylindern, die die Muskelkräfte simulierten. Deren Höhe wurde an einen Datensatz angepaßt, der in Abhängigkeit vom Beugewinkel des Kniegelenks die Muskelkräfte für die Zweibeinkniebeuge enthielt.

3.2 Meßtechnik

Zwei prinzipiell verschiedene Meßgrößen waren zu unterscheiden: die Banddehnungen und die Winkelmessungen, die die momentane Position des Kniegelenks beschreiben.

3.2.1 Ω-Meßaufnehmer zur Banddehnungsmessung

Die Bestimmung eines Dehnungszustands von Weichteilgewebe ist grundsätzlich ein schwieriges meßtechnisches Problem. Die Gelenkbänder erfahren teilweise hohe Dehnungen bis zu 10% was eine direkte Applikation von z.B. Dehnungsmeßstreifen unmöglich macht. Aus den verschiedenen in der Literatur beschriebenen Meßmethoden wurde eine indirekte Methode mittels Dehnungsmeßstreifen angewendet [38]. Hierzu wurde die Herstellung sog. Ω-Aufnehmer notwendig (Abb. 16). Eine im Bereich seiner elastischen Verformung der Banddehnung proportionalen Aufnehmerauslenkung wird dabei in ein elektrisches Spannungssignal umgewandelt und über einen Meßverstärker verstärkt.

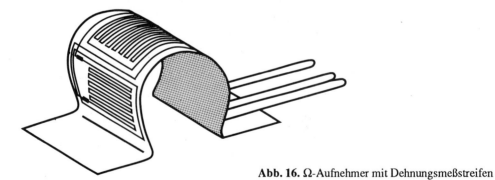

Abb. 16. Ω-Aufnehmer mit Dehnungsmeßstreifen

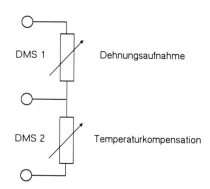

DMS 1 — Dehnungsaufnahme

DMS 2 — Temperaturkompensation

Abb. 17. Halbbrückenschaltung des Ω-Aufnehmers

Im einzelnen ist ein Aufnehmer wie folgt aufgebaut:

0,1 mm starkes Kupferblech wurde in Form eines großen griechischen Omegas gebogen (Maße ca.: 4 mm breit, 12 mm lang, 7 mm hoch). Auf die Oberseite der Meßzelle wurde ein Dehnungsmeßstreifen so aufgeklebt, daß seine Leiterbahnstruktur parallel zur Längsachse des Omegas liegt. So erfährt der Dehnungsmeßstreifen bei Spreizung der Aufnehmerfüße eine Änderung seines elektrischen Widerstands aufgrund der Biegungsänderung des Kupferblechs. Um die Messungen von einem Temperatureinfluß zu befreien, wurde auf eine Seite des Ω-Aufnehmers ein weiterer Dehnungsstreifen aufgebracht, jedoch in seiner Orientierung um 90° gedreht. Die Drehung hat zur Folge, daß bei einer Spreizung der Aufnehmerfüße der 2. Dehnungsmeßstreifen zwar auch gebogen wird, jedoch sich sein elektrischer Widerstand wegen seiner Querorientierung nicht ändert. Die so präparierte Meßzelle wurde nun als Halbbrücke verschaltet (Abb. 17) und an 3 Lötstützpunkten angeschlossen, die auf einem Aufnehmerfüßchen aufgeklebt sind.

Gegen Feuchtigkeit wurde der Ω-Aufnehmer durch Polyurethanabdeckmittel isoliert. Ein Problem war die Befestigung des Ω-Aufnehmers auf den Kniegelenkbändern. Bei umfangreichen Vorversuchen ließen sich die besten Ergebnisse erzielen, indem kleine, mit 0,5 mm Querbohrungen versehene Plexiglasfüßchen unter die Füße des Ω-Aufnehmers geklebt und mit einem Tropfen Kunstharz dauerhaft eingegossen wurden. An diesen konnte der Ω-Aufnehmer mit chirurgischem Nahtmaterial fest auf das Band aufgenäht werden. Als Meßverstärker fand ein digitales Vielstellenmeßgerät Anwendung.

Zur Eichung wurde ein Ω-Aufnehmer auf ein 4 mm starkes, 10 cm breites und 28 cm langes Silikongummiband aufgenäht. Dieses wurde in eine Materialprüfmaschine eingespannt, um es einer definierten Dehnung zu unterziehen. Das Gummi wurde so breit gewählt, um den Einfluß der Querkontraktion während der Dehnung so gering wie möglich zu halten. Vor Beginn des Eichvorgangs mußte der Abstand (L_0) der Nähte zwischen den Ω-Aufnehmerfüßchen mit einer Schieblehre bestimmt werden. Nun wurde das Silikongummiband um 10% gedehnt, bei einer Grundlänge von 280 mm also um 28 mm. Der Ω-Aufnehmer erfuhr damit die gleiche Dehnung, nämlich 10% von L_0. Der Skalierfaktor, einstellbar am Meßverstärker, wurde nun so lange verändert, bis die Anzeige der tatsächlichen Dehnung im mm entsprach. Schließlich erfolgte noch ein Linearitätstest, in dem das Gummiband in Schritten von 1% gedehnt und dabei die Dehnungsanzeige des Ω-Aufnehmers registriert wurde. Die Eichung ließ sich auch gleichzeitig an mehreren Ω-Aufneh-

38

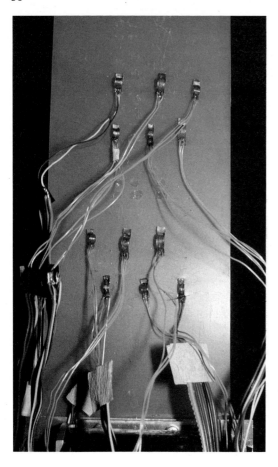

Abb. 18. Ω-Aufnehmer, die zur Eichung
auf ein Silikongummiband genäht sind

mern vornehmen, wenn sie neben- oder übereinander auf das Eichgummi aufgenäht waren
(Abb. 18).

3.2.2 Winkelmessung

Mit demselben Meßverstärker ließen sich 3 verschiedene Winkel zur Positionsbestimmung
des Kniegelenks messen. Drei Endlospotentiometer wurden an den entsprechenden Drehachsen montiert und mit 10 V Speisespannung versorgt. Am Schleifer ließ sich nun eine
Spannung proportional zum Winkel des Potentiometers abgreifen und an den Meßverstärker anschließen. Dieser wurde dann so geeicht, daß die Anzeige in Winkelgraden erfolgte. Es wurden der Flexionswinkel α_f an der Motorachse, der Tibiarotationswinkel α_r
an der Rotationsachse und der Varus-valgus-Winkel α_{vv} an seiner entsprechenden Drehachse gemessen.

3.3 Präparation und Instrumentierung der Kniegelenke

3.3.1 Auswahl und Gewinnung der Untersuchungspräparate

Für Vor- und Hauptversuche wurden insgesamt 25 menschliche Kniegelenke benötigt. Für die Vorversuche, mit denen die Meßmethoden entwickelt und die Meßtechnik im Kniebelastungssimulator verfeinert wurde, konnten 10 Gelenke von älteren Personen verwendet werden. Sie waren zwischen 56 und 74 Jahre alt und entstammten entweder frischen Leichen oder Oberschenkelamputaten.

Die 15 Kniegelenke, die den Messungen im Hauptversuch dienten, entstammten entweder den Leichen von jungen Erwachsenen, von Amputaten im Rahmen einer Hemipelvektomie wegen Beckentumoren oder Organspendern unmittelbar nach Nierenentnahme. Bei den im Hauptversuch gemessenen Präparaten handelte es sich um 3 linke und 12 rechte Kniegelenke. 3 davon waren jeweils paarig. 11 stammten von Männern und 4 von Frauen. Bis zur Explantation wiesen sie ein Alter zwischen 22 und 51 Jahren mit einem rechnerischen Mittelwert von 34 Jahren auf.

Die Leichenknie wurden spätestens nach 12 h explantiert, die Amputat- und Spenderknie sofort nach Beendigung des chirurgischen Eingriffs. Alle Präparate wurden entweder sofort präpariert und dann bei −22° tiefgefroren oder sofort eingefroren und vor Durchführung der Messungen präpariert.

Von keinem der Kniegelenke war eine Vorerkrankung oder -verletzung bekannt. Alle Kniegelenke wurden bei der Präparation inspiziert und nur bei makroskopisch einwandfreiem Kapselbandapparat und nach Ausschluß von Arthrosen für den Hauptversuch verwendet. Die vorgeschädigten Knie dienten in den Vorversuchen zur Erarbeitung der Meßmethodik.

Der Einfluß des Tiefgefrierens beeinträchtigt nach Woo [237] und Viidik [226] die mechanischen Eigenschaften des Kapselbandapparats nicht, solange die Präparate nur einmal eingefroren und nach dem Auftauen unmittelbar bearbeitet und gemessen werden.

3.3.2 Präpariertechnik

Die Kniegelenke wurden von Haut und Unterhautfettgewebe befreit und sämtliche Muskeln an ihrem Übergang zum sehnigen Ansatz abgesetzt. Mit besonderer Sorgfalt wurde der gesamte Kapselbandapparat intakt gelassen.

Von Femur- und Tibiaschaft wurden nach Möglichkeit wenigstens 12 cm erhalten, der überstehende Rest abgesägt. Für die spätere Einbettung in Stahlzylinder zum Einbau in die Meßapparatur mußte die Fibula unterhalb der tibiofibularen Syndesmose gekürzt werden. Mit einer Stellschraube (4,2-mm-Kortikalisschraube) ließ sich der tibiofibulare Abstand fixieren und eine Dislokation des Fibulaköpfchens wegen des Fehlens der Membrana interossea verhindern (Abb. 19).

Mit Hilfe einer Halteapparatur wurden Femur und Tibia nacheinander in innen konisch geformte Stahlbüchsen senkrecht einzementiert (Polymethylmetacrylat, Technovit). Die Stahlbüchsen dienten der späteren festen Verankerung im Kniebelastungssimulator.

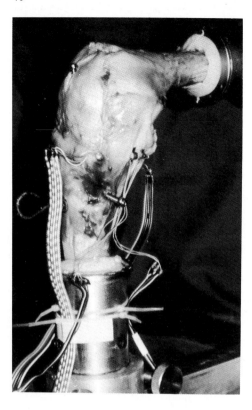

Abb. 19. Präparat in Stahlbüchsen eingebettet, Stellschraube zur Fixation der proximalen Fibula

3.3.3 Applikation der Dehnungsmeßaufnehmer

Die unter Abschn. 2 beschriebenen Ω-förmigen Dehnungsmeßaufnehmer wurden mittels anatomischer Nahttechnik auf die zu messenden Kniebänder aufgebracht (Abb. 20 a–d).

Zugangswege zum Kniebinnenraum waren 1 oder 2 parapatellare Längsinzisionen, die später, nach Applikation der Dehnungsmeßaufnehmer durch fortlaufende Nähte wieder verschlossen wurden. Zunächst mußte dann der Hoffa-Fettkörper reseziert werden.

Um genügend Platz für einen Aufnehmer in der Mitte des vorderen ACL zu erhalten, wurde eine Erweiterung des Interkondylärraums (Notch-Plastik, Abb. 25) mit dem Hohlmeißel notwendig. Dabei wurde darauf geachtet, daß der Ursprung der PCL-Fasern nicht beschädigt wurde. Der Aufnehmer wurde auf das anteromediale Bündel des ACL mit Prolene-Nähten (3 x 0) aufgenäht (Abb. 20 a), wobei jedes Aufnehmerfüßchen und möglichst viel Bandgewebe aus dem entsprechenden Bündel 2mal quer durchstochen und 2mal geknotet wurden, um einen festen Sitz des Aufnehmers auf dem Band zu erreichen. Besondere Aufmerksamkeit wurde auf eine möglichst neutrale Applikation des Aufnehmers verwendet, d.h. ohne Vordehnung oder -stauchung.

➤

Abb. 20 a–d. Aufgenähte Ω-Aufnehmer in situ. **a** Ausnahmsweise 2 Aufnehmer auf dem ACL, **b** PCL, **c** MCL und POL, **d** LCL

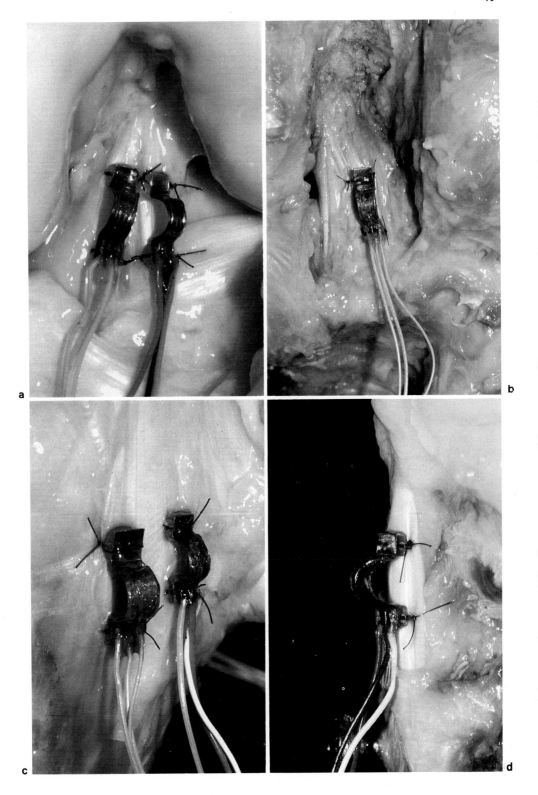

Analog wurde ein Aufnehmer auf das hintere Bündel des PCL aufgenäht. Auch hierzu wurde häufig eine hintere Notch-Plastik notwendig (Abb. 20 b). Das MCL erhielt 2 Aufnehmer: einen auf die kräftige vordere Partie in Höhe des Gelenkspalts (MCL), einen 2. auf den hinteren Abschnitt des MCL (Abb. 20 c). Hier geht das Innenband fließend in die posteromediale Gelenkkapselecke über und ist vom POL nicht zu trennen. Auf das laterale Seitenband (LCL), das ausnahmslos als runder Strang nachzuweisen war, wurde regelmäßig, ebenfalls in Höhe des Gelenkspalts, ein Meßaufnehmer aufgenäht (Abb. 20 d).

Vor dem Gelenkverschluß mußte mit einer Schieblehre der Abstand zwischen den Nähten der Füßchen (L_0) gemessen und dem Rechner vor Beginn der Messungen eingegeben werden.

Die ableitenden Kabel der Meßzelle des ACL verließen das Gelenk durch die Kapselinzision. Alle Kabel wurden zusätzlich durch Klebestreifen an den Einbettzylindern fixiert, um eine versehentliche Zugeinwirkung auf die Aufnehmer zu verhindern. Die Positionen sämtlicher Aufnehmer wurden photographisch dokumentiert, um später bei der Auswertung der Ergebnisse Rückschlüsse auf die Ursache fehlerhafter Meßdaten ziehen zu können.

Im Rahmen von ausgiebigen Vorversuchen wurden Meßzellen aufgenäht, nach Ende der Messungen entfernt und erneut aufgenäht. So konnte die Reproduzierbarkeit der gemessenen Werte überprüft werden. Bei sorgfältiger Nahttechnik und unter der Voraussetzung, das die Ω-Aufnehmer keine Druckeinwirkung von außen erfuhren, ließ sich bei verschiedenen Messungen immer ein qualitativ gleicher Kurvenverlauf erzielen. Die Streuung der gemessenen Einzelwerte lagen dabei in der Größenordnung von 10%.

Während der Präparation der Kniegelenke, der Bestückung der Bänder mit Meßaufnehmern und des sich anschließenden gesamten Meßvorgangs wurden die Weichgewebe des Kniegelenks durch Einsprühen mit Ringer-Lösung feucht gehalten. Für die Dauer des Meßvorgangs selbst befand sich das Kniegelenk in einer feuchten Kammer in einer Klarsichtkunststoffolie.

Nach dem Auftauen über mehrere Stunden nahmen die Präparation der Gelenke und die Applikation der Dehnungsmeßaufnehmer 2–3 h in Anspruch. Daran schloß sich die Serie der Messungen an, die einschließlich der zwischendurch notwendigen Umrüstungen der Präparate zwischen 12 und 24 h dauerten. Manchmal wurde ein wiederholter Austausch einzelner Meßfühler notwendig, wodurch sich die Schwankungen im Zeitaufwand erklären. Anschließend wurden die Meßaufnehmer entfernt und die Gelenke für die Verwerfung tiefgefroren. Der gesamte Meßvorgang fand bei konstanter Zimmertemperatur statt, wodurch Temperatureinflüsse auf die mechanischen Eigenschaften der Bänder ausgeschlossen werden konnten [127].

3.4 Methodik der Dehnungsmessungen

3.4.1 Allgemeine Vorbereitung und Nullabgleich

Nach Einspannung des zu messenden Präparats in den Kniebelastungssimulator wurde der Beugung und Streckung induzierende Motor mit einer Geschwindigkeit von ca. 10°/s eingeschaltet. Vor jeder Meßreihe folgten grundsätzlich 3 Beuge- und Streckzyklen, um dem Kniegelenk eine möglichst zwangfreie Einstellung zu erlauben. Dadurch sollen Meßfehler aufgrund von Kriecherscheinungen der viskoelastischen Bänder vermieden werden. Gleichzeitig ließ sich dadurch auch die Hysterese bei den ehemals eingefrorenen Kniepräparaten vermindern [164, 236].

Danach erfolgte ein automatischer Nullabgleich aller Aufnehmer bei 60° Beugung in Flexionsrichtung. Dies ist notwendig, da stets nur relative Dehnungen gemessen werden können. Der Gesamtdehnungszustand ist nicht bekannt. Alle gemessenen Dehnungswerte sind also in bezug zu der Dehnung in der 60°-Position zu sehen. Der Wert wurde willkürlich als 0-Punkt gewählt, da bei dieser Winkelstellung für alle Kniebänder die relativ geringsten Dehnungen auftreten [158].

Ab der nächsten vollen Kniegelenkextensionsstellung (0°) wurden nun die Dehnungsmeßsignale aller Aufnehmer während des Beugevorgangs jeweils alle 10° on line bis zu einer Beugung von 110° registriert und auf Diskette abgespeichert. Während des folgenden Streckvorgangs wurden die Meßsignale nicht aufgezeichnet, um Einflüsse durch die Hysterese auszuschalten. Nach einem erneuten Nullabgleich bei 60° wurden die Dehnungen nochmals gemessen und abgespeichert.

Nach Beendigung der 2. Messung erstellte der Computer ein Ergebnisdiagramm, das die Dehnungen der verschiedenen Bänder beider Messungen in Abhängigkeit vom Flexionswinkel darstellt. Das 2malige Messen unter gleichen Bedingungen gewährt einen Eindruck von der Reproduzierbarkeit der Ergebnisse. Bei größeren Differenzen konnten Aufnehmer und Einspannung der Kniegelenke überprüft und die Messung wiederholt werden.

Zwischen den einzelnen Meßdurchgängen wurde das Knie immer in 60°-Position gebracht und dort für einige Minuten belassen, damit die Bänder relaxieren konnten und so in ihren ursprünglichen Zustand zurückversetzt wurden. Die Dauer eines Beugezyklus betrug ca. 15 s, der gesamte Meßvorgang mit 3 Probeläufen, automatischem 0-Abgleich und der Messung der Beugezyklen 4 und 5 ca. 3 min.

3.4.2 Reiner Beugezyklus

Die Messungen aller Kniegelenke begannen mit der reinen passiven Beugung, d.h. ohne Aufbringung irgendwelcher zusätzlicher externer Kräfte. So wurden lediglich die Dehnungen registriert, die bei Beugung in den Hauptbändern auftreten, wenn sich das Kniegelenk bezüglich Rotation und Varus-valgus-Bewegungen zwangfrei einstellen kann. Für diese Messungen und alle weiteren bis einschließlich Abschn. 4.8 wurden 8 Kniegelenke verwendet.

3.4.3 Simulation von Muskelkräften

Die Einleitung der simulierten Muskelkräfte erfolgte über unelastische Seilzüge und Kortikalisschrauben (Abb. 21), die an den Muskelansätzen in die Kortikalis eingeschraubt wurden. Die Höhe der Muskelkräfte betrug 10% der von Röhrle [197] berechneten Werte für die Zweibeinkniebeuge (Abb. 22). Vorversuche mit 5, 10 und 20% der berechneten Muskelkräfte hatten proportionale Dehnungswerte mit Schwankungen in einer Größenordnung von 15% erbracht. Andererseits rissen bei höheren Werten als 20% der maximalen Quadri-

44

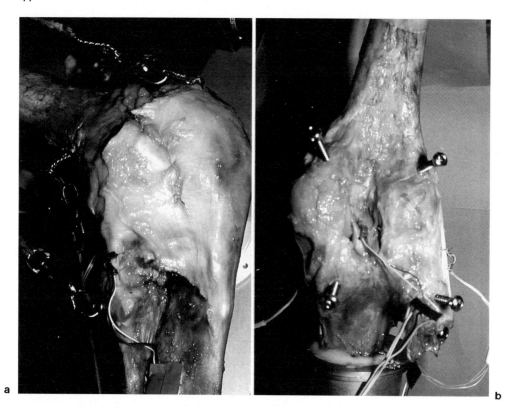

a

b

Abb. 21 a, b. Muskelansätze. **a** Schrägansicht von lateral: Quadrizeps, Bizeps, **b** Ansicht von dorsal, Bizeps, Semimembranosus und Gastrocnemius

zepskraft (1400 N) die Schrauben manchmal aus dem Knochen aus, so daß einheitlich 10% der berechneten Muskelkräfte in den Preßluftzylindern erzeugt und an den Muskelansätzen eingeleitet wurden. Die Anpassung der Kräfte erfolgte jeweils alle 10° während des Beugezyklus, beginnend bei 5° Flexion. Das dadurch zwischen Krafteinleitung und Dehnungsregistrierung entstehende zeitliche Intervall während der zunehmenden 5°-Beugung diente der „Beruhigung" der Apparatur bzw. der „Einspielung" des Gelenks.

Nach Röhrle [197] ist bei der Zweibeinkniebeuge von alle 42 kniegelenkübergreifenden Muskeln nur ein Teil aktiv und können wegen teilweise synergistischer Funktionen zu den 3 folgenden Muskelgruppen zusammengefaßt werden:

– M. Quadriceps femoris (10% $\triangleq$ maximal 140 N);
– ischiokrurale Muskelgruppe (Hamstrings, d.h. M. biceps femoris, M. semimembranosus, Pes-anserinus-Gruppe, $\triangleq$ maximal 35 N);
– Gastrocnemius (maximal 60 N).

Die von Röhrle für die Kniebeugung berechneten flexionswinkelabhängigen Muskelkräfte (Abb. 22) wurden in der genannten Reihenfolge einzeln und anschließend in Kombination simuliert.

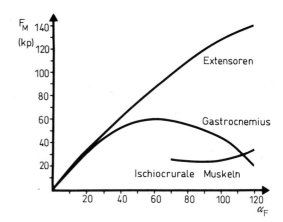

Abb. 22. Bei der Kniebeuge wirksame Muskelkräfte. (Nach Röhrle 1977) (F_M Muskelkraft, *Alpha* Beugewinkel)

3.4.4 Äußere Kräfte

Äußere Kräfte wurden in voller Streckung des Kniegelenks aufgebracht und für die Dauer der beiden Meßbeugezyklen konstant gehalten. Diese Kräfte wurden ebenfalls in druckwandlergesteuerten Preßluftzylindern erzeugt und von der Größe her so bemessen, daß ein jeweiliges Moment von 1 Nm entstand.

Mit den 8 Kniegelenken wurden die folgenden Streßbelastungen vorgenommen:

– Valgusstreß (1 Nm),
– Varusstreß (1 Nm),
– Außenrotationsstreß (1 Nm), an de Tibia appliziert,
– Innenrotationsstreß (1 Nm),
– Kombination von Valgus- und Außenrotationsstreß und
– Kombination von Varus- und Innenrotationsstreß.

3.4.5 Äußere Kräfte und gleichzeitige Muskelsimulation

Mit den unten genannten Kombinationen von äußeren Kräften und Muskelsimulation sollten mögliche Schutzfunktionen der Muskulatur auf die klinisch häufigen Verletzungsmechanismen aufgedeckt werden. Simuliert wurde dabei das zirkulär muskelstabilisierte Knie:

– Kombination Valgus- bzw. Außenrotationsstreß mit allen Muskeln;
– Kombination Varus- bzw. Innenrotationsstreß mit allen Muskeln.

Vor der nun folgenden Durchtrennung der Bänder wurden die Ausgangsmessungen des reinen Flexionszyklus wiederholt, um die Reproduzierbarkeit der eingangs gemessenen Werte beurteilen zu können. Andererseits ließ sich durch einen veränderten Kurvenverlauf auch ein defekt gewordener Meßaufnehmer identifizieren, so daß dieser ersetzt und die bisherigen Messungen wiederholt werden konnten.

3.4.6 Durchtrennung des ACL

Nach Abschluß aller Messungen am intakten Bandapparat wurden die vordere Kapselinzision kurzstreckig geöffnet, die Haltefäden des Meßaufnehmers gelöst, dieser vorsichtig entfernt und schließlich das ACL komplett durchtrennt. Die Gelenkkapsel wurde wieder vernäht. Einige zuvor beschriebenen Messungen mit charakteristischen Ergebnissen wurden nun mit den verbliebenen Meßaufnehmern wiederholt, um eine evtl. geänderte Beanspruchung der sekundären Stabilisatoren [33], d.h. der verbliebenen Bänder, erfassen zu können. Untersucht wurden die folgenden Lastfälle:

– reiner Flexionszyklus,
– kombinierte Muskelwirkung,
– kombinierter Valgus- und Außenrotationsstreß,
– kombinierter Valgus- und Außenrotationsstreß unter Muskelstabilisation,
– kombinierter Varus- und Innenrotationsstreß,
– kombinierter Varus- und Innenrotationsstreß unter Muskeleinfluß.

3.4.7 Ersatz des ACL durch ein Kohlenstoffaserband

Nach Wiedereröffnung der Kapselinzision wurde das ACL reseziert und durch eine geflochtene Kohlenstoffaserbandprothese (C-Faser) ersetzt [31]. Die Bandprothese wurde durch transossäre 4,5-mm-Bohrlöcher in der Technik nach Burri [32] (Abb. 23) geführt. Dabei wurde streng auf einen isometrischen Bandverlauf mit der entsprechenden Wahl der Insertionsorte geachtet [180]. Anders als bei der in-vivo-Verankerungstechnik wurden die C-Faserbandenden proximal und distal mit Hilfe von Dübeln und Schrauben verankert, nachdem die Bandprothese in 30° Beugung und 5° Innenrotation im Kniegelenk manuell angespannt worden war. Dadurch ließ sich eine sofortige feste Verankerung erzielen (Abb. 24).

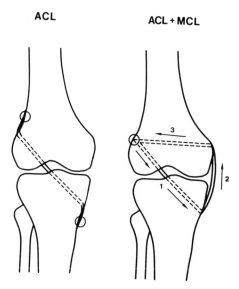

ACL

ACL + MCL

Abb. 23. Schema des Kohlenstoffaserbandverlaufs

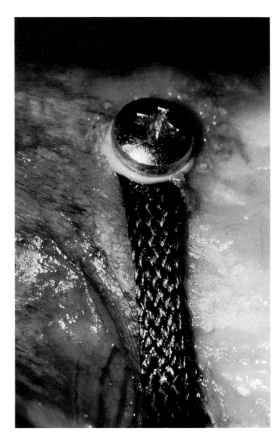

Abb. 24. C-Faserband; Verankerungs-
technik

Der ursprüngliche Dehnungsmeßaufnehmer des ACL wurde nun auf das Kohlenstoffaserband aufgenäht, wobei wenigstens 1/3 der Bandsubstanz mit erfaßt und eingeknotet
wurde (Abb. 25).

Nach erneutem Gelenkkapselverschluß wurde bei den folgenden Versuchsbedingungen
gemessen:

- reiner Flexionszyklus,
- kombinierter Muskeleinfluß,
- kombinierter Valgus- und Außenrotationsstreß,
- kombinierter Varus- und Innenrotationsstreß.

3.4.8 Ersatz des ACL und des Innenbands durch eine Kohlenstoffaserbandprothese

Bei einer weiteren Kniegelenkserie wurde alternativ zum Vorgehen unter Abschn. 4.7 zusätzlich zum ACL auch das gesamte MCL einschließlich des hinteren Schrägbands reseziert. Dieser Fall stellt die klinische relevante anteromediale Rotationsinstabilität III. Gra-
des dar. Die Bänder wurden durch eine lange Kohlenstoffaserbandprothese in der von
Burri [132] beschriebenen Technik ersetzt (Abb. 23). Das Kunstband wurde hierbei, wie

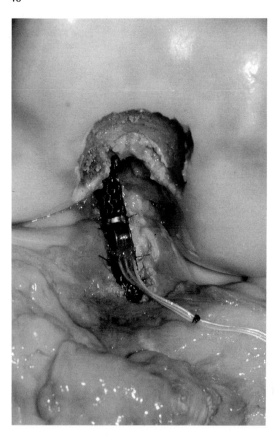

Abb. 25. C-Faserband als ACL-Ersatz

unter Abschn. 4.7 beschrieben, eingezogen, wobei das Tibiabohrloch vom distalen Innenbandansatz zur Eminentia intercondylaris gebohrt wurde. Dadurch konnte mit dem Kohlenstoffaserband gleichzeitig das MCL mit ersetzt werden (Abb. 26), indem das Band durch ein weiteres Bohrloch vom Innenbandursprung zum lateralen Femurkondylus gezogen und dort nach Anspannung in 30° Beugung und je 5° Varus- und Innenrotation mit einem Dübel fixiert wurde. Im Verlauf des Tibiabohrlochs mußte das C-Faserband mit einem zusätzlichen Dübel verklemmt werden, um mögliche „Schlupfbewegungen" zu verhindern. Auf den Bandabschnitten des ACL und des MCL wurde nun jeweils eine Dehnungsmeßzelle aufgenäht (Abb. 27).

Nun folgte die Wiederholung der unter Abschn. 4.7 beschriebenen Meßgänge.

Nach Abschluß der bis hierher beschriebenen Meßvorgänge wurden die Aufnehmer entfernt und die Kniegelenke zur späteren Beseitigung tiefgefroren.

3.4.9 Einfluß des Insertionsortes einer Patellarsehnenbandplastik

An 2 Kniegelenken wurden die Unterschiede von Dehnungsmessungen an Patellarsehnenbandplastiken in Abhängigkeit von ihrer proximalen Insertion erarbeitet. Dazu wurde das ACL reseziert. Ein 1 cm breiter Streifen aus dem mittleren Drittel der Patellarsehne wurde

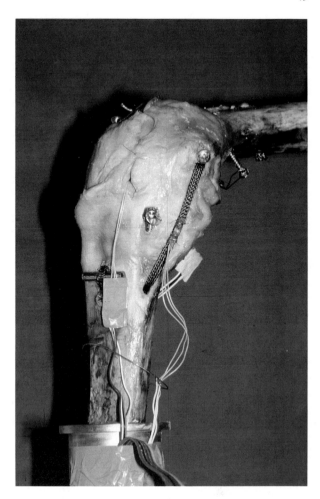

Abb. 26. C-Faserband als anteromedialer Bandersatz

isoliert, proximal von der Patella abgelöst und distal an der Tuberositas tibiae gestielt belassen. Der Sehnenstreifen wurde durch ein Bohrloch von der Tuberositas tibiae zur Eminentia intercondylaris und anschließend „over the top" [157] um den lateralen Femurkondylus herumgeführt (Abb. 28). Die Fixierung erfolgte in der zuvor beschriebenen Technik mit einem Dübel.

Ein Meßaufnehmer wurde auf das Ersatzband aufgenäht, die Gelenkkapsel verschlossen und die folgenden 3 Messungen durchgeführt:

- Reiner Flexionszyklus,
- Valgus- und Außenrotationsstreß,
- Varus- und Innenrotationsstreß.

Der Dübel am lateralen Femurkondylus wurde nun gelöst, der Patellarsehnenstreifen zurückgezogen und durch ein Bohrloch an isometrischer Stelle durch den lateralen Femurkondylus geführt und dort wieder verdübelt. Nach Wiederholung der beschriebenen Messungen wurde der Sehnenstreifen nochmals nach Entfernung des Dübels aus dem femora-

50

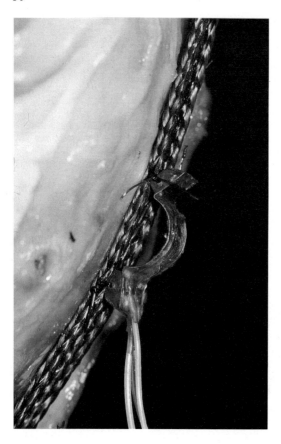

Abb. 27. Ω-Aufnehmer auf C-Faserseitenband

len Bohrloch herausgezogen und durch ein neues 5 mm zu weit ventral in der Fossa intercondylaris angebrachtes Bohrloch durchgezogen und wieder fixiert. Mit der Wiederholung der oben genannten Messungen sollte der Einfluß eines zu weit ventral liegenden Bandansatzes nachgewiesen werden.

3.4.10 Augmentationsplastik Patellarsehne (LAD)

In der klinischen Anwendung hat die von Kennedy 1983 beschriebene Technik [121] eines „ligament augmentation device" weite Verbreitung gefunden. Dabei wird ein distal gestielter Patellarsehnenstreifen mit einem geflochtenen Polypropylenband verstärkt. Das „Sandwich" wird durch Einzelknopfnähte in 5 mm Abständen hergestellt und schließlich mit einer fortlaufenden Naht rundvernäht (Abb. 29 a). Dieses so präparierte Ersatzband wurde nun durch einen tibialen Schlitz nach Ausmeißelung eines Knochenblöckchens zur Eminentia intercondylaris geführt. Von da verlief das Band durch die Fossa intercondylaris over the top um den lateralen Femurkondylus herum und endete hier mit einer Dübelfixation. Eine distale Fixation bestand in diesem Versuchsaufbau darin, daß das ausgemeißelte Knochenblöckchen am Tibiakopf wieder auf das Band aufgepreßt und mit einem Bandfi-

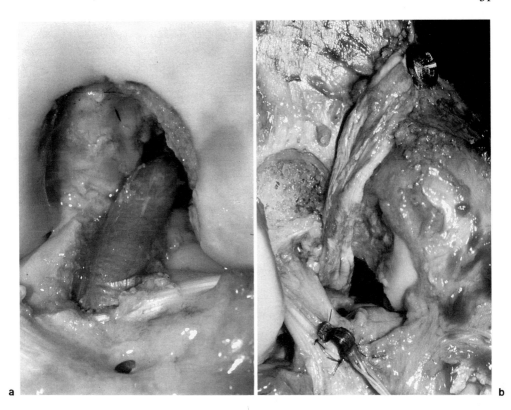

a   b

Abb. 28 a, b. Patellarsehnentransplantat als Kreuzbandersatz. **a** intraartikuläre Portion. **b** Verlauf „over the top", Ansicht von dorsal, Aufnehmer auf PCL

xationsplättchen und einer Spongiosaschraube fixiert wurde (Abb. 29 b). Ein Dehnungsmeßaufnehmer wurde ausschließlich auf die Patellarsehne im Verlauf des ACL aufgenäht, ohne mit der Naht das Kunststoffband mitzufassen.

Messungen wurden nun für die reine Flexion, für Valgus- mit Außenrotationsstreß sowie für Varus- mit Innenrotationsstreß vorgenommen. Anschließend wurde das Krallenplättchen distal entfernt und somit das distale Ende des Polypropylenbands freigegeben. Durch die folgenden Wiederholungsmessungen ließ sich nun der Einfluß der Knotentechnik ermitteln. Anschließend wurden sämtliche Knoten durchtrennt und durch die Messungen abschließend wiederholt, wodurch die Dehnungen einer reinen Patellarsehnenplastik over the top beurteilt werden konnte.

3.5 Stabilitätsmessungen

Zur Beurteilung einer vorderen Kniegelenkinstabilität blieb das Kniegelenk im Kniebelastungssimulator in einer fixen Winkelstellung von 90° Flexion eingespannt. In dieser Winkelstellung ließ sich eine vordere Schublade durch Zug am Tibiakopf nach vorne auslösen und ihre Größe durch Verschiebung des Motorwagens mit einer Schublehre messen. Hier-

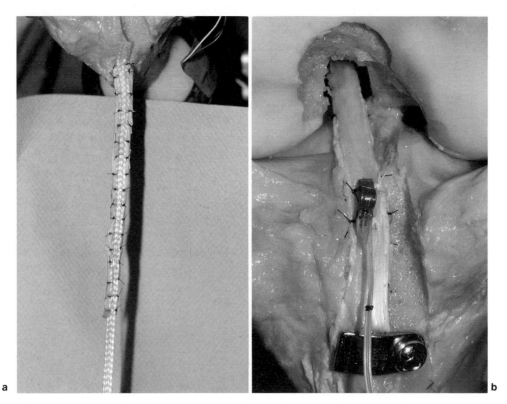

a   b

Abb. 29 a, b. LAD-Technik. **a** Distal gestieltes „Sandwich"; **b** zusätzliche distale Fixation

zu wurde ein Gewindehaken durch ein a.-p.- Bohrloch im Tibiakopf in Höhe der Tuberositas von ventral her eingesetzt und an der Dorsalfläche mit Mutter und großflächiger Unterlagscheibe fixiert. Ein an dem Haken befestigter Seilzug wurde über eine Umlenkrolle geführt und zu den Messungen mit einem angehängten Gewicht von 40 N belastet (Abb. 30).

Die Einleitung der aktiv stabilisierenden Muskelkräfte erfolgte in der unter Abschn. 4.3 beschriebenen Weise ebenfalls über Seilzüge und Kortikalisschrauben. Die Höhe der von den Preßluftzylindern ausgeübten Zugkräfte entsprach 10% der von Röhrle et al. [197] für die Zweibeinkniebeuge berechneten Werte bei einer Kniebeugung von 90° (Quadrizeps $\hat{=}$ 120 N, Hamstrings $\hat{=}$ 25 N, Gastrocnemius $\hat{=}$ 50 N; s. Abb. 29). Das Ausmaß der vorderen Schublade wurde jeweils in Neutral, Außen- und Innenrotation zunächst an 8 intakten menschlichen Kniegelenken mit einem Durchschnittsalter von 44 Jahren (18–72 Jahre) festgestellt. Danach wurden alle Muskelgruppen einzeln und in Kombination simuliert. Es folgten Wiederholungsmessungen der Schubladen nach Durchtrennung des ACL, nach dessen Ersatz durch ein Kohlenstoffaserband in der oben beschriebenen Technik (Abschn. 4.7), nach Entfernung der „C-Faser" und der zusätzlichen Sektion des MCL und schließlich nach dem Ersatz beider Bänder durch eine Kohlenstoffaserbandprothese.

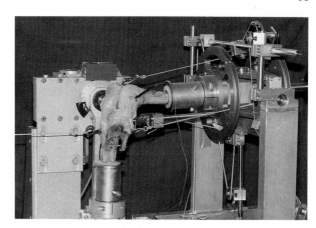

Abb. 30. Meßapparatur für die Schubladenbestimmung. Ventralzug am Tibiakopf mit 40 N

3.6 Dokumentation und Auswertung

Alle Dehnungsmeßaufnehmer wurden in situ photographiert, um Rückschlüsse aus abweichenden Meßergebnissen auf eine evtl. abweichende Positionierung der Meßfühler ziehen zu können. Die Ergebniswerte aller Dehnungsmessungen wurden auf Festplatte bzw. Diskette im Computer abgespeichert. Die beiden Dehnungs-Beugewinkel-Kurven jeder Doppelmessung wurden anschließend automatisch auf dem Farbbildschirm dargestellt. So konnten Abweichungen der jeweiligen beiden Kurvenverläufe sofort erkannt, ihre Ursache aufgeklärt und anschließend die Messungen wiederholt werden. Zu einem späteren Zeitpunkt wurden dann die Mittelwertskurven beider Messungen mit einem Plotter aufgezeichnet, wobei aus Gründen der Übersichtlichkeit die Dehnungen von bis zu 6 verschiedenen Aufnehmern gleichzeitig graphisch dargestellt werden konnten.

Aus diesen Dehnungsmessungen der Einzelkniegelenke wurden rechnerisch Mittelwerte und Standardabweichungen ermittelt. Die Kurven dieser Mittelwerte und Standardabweichungen von 2 Bändern ließen sich gleichzeitig in einem Schaubild ausplotten. Sämtliche Einzeldaten aller Kniegelenke (etwa 6000 pro Knie) waren in umfangreichen Zahlentabellen verfügbar.

Alle Schaubilder von Dehnungsmessungen sind so aufgebaut, daß sie die relative Dehnungsänderung in Prozent (Ordinate) in Abhängigkeit vom Kniebeugewinkel (Abszisse) von 0–110° in Meßabschnitten von jeweils 10° wiedergeben.

Ein statistischer Vergleich kann zwischen 2 verschiedenen Dehnungsverlaufskurven nicht vorgenommen werden. Dieser wäre vielmehr nur zwischen jeweils 2 Meßpositionen bei einer bestimmten Winkelstellung möglich. Andererseits erscheint eine statistische Absicherung bei der natürlicherweise großen Streuung der Meßergebnisse von solchen komplexen biologischen Gebilden, wie sie Kniegelenke darstellen, kaum möglich und sinnvoll. Daher wurden rein deskriptive Wertungen der unterschiedlichen Kurvenverläufe vorgenommen.

Die ermittelten Schubladenwerte nach Durchtrennung des ACL allein bzw. in Kombination mit der Sektion des MCL wurden statistisch mittels eines t-Tests mit den nach der jeweiligen Kohlenstoffaserbandersatzplastik erhaltenen Werten verglichen.

4 Ergebnisse

4.1 Ergebnisse der Dehnungsmessungen am intakten Bandapparat

Die Mittelwerte der Dehnungsmessungen von 8 Kniegelenken aus den in den Abschn. 3.4.2 bis 3.4.8 beschriebenen Lastfällen sind im folgenden dargestellt.

4.1.1 Reiner Flexionszyklus (Abb. 31)

Die Abb. 31 zeigt die Dehnungskurven von 5 Meßpositionen an 4 Kniebändern während reiner passiver Beugung der Kniegelenke.

Für 3 Bänder zeigen sich die höchsten Dehnungen in voller Kniestreckung: In den hinteren Anteilen des MCL bzw. des darunterliegenden POL beträgt die Dehnung 5%, im Außenband (lateral collateral ligament, LCL) 4% und im anteromedialen Bündel des ACL 2,6%. Während das POL während der gesamten Flexion einen annähernd gleichmäßigen Dehnungsabfall aufweist, zeigt sich für das LCL ein hiermit etwa identischer Verlauf bis zum definitionsgemäßen Nullpunkt bei 60°, um bei weiterer Flexion keine weiteren Dehnungsveränderungen mehr zu erfahren. Bei diesen Dehnungen handelt es sich um Absolutwerte; spätere Dehnungsänderungen werden immer relativ auf diese Ausgangswerte bezogen.

Das ACL weist ein Dehnungsminimum bei 40° mit −0,2% auf, um danach kontinuierlich bis zu einem 2. Dehnungsmaximum bei 110° mit 1,3% wieder anzusteigen. Ein ge-

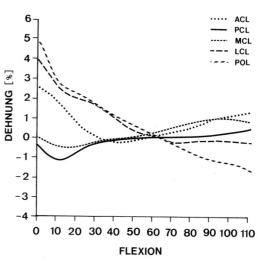

Abb. 31. Beugewinkel-Dehnungs-Diagramm während zwangfreier passiver Beugung. Mittelwerte von 8 Kniegelenken. *ACL* vorderes Kreuzband, *PCL* hinteres Kreuzband, MCL vorderer Anteil des medialen Seitenbandes, LCL laterales Seitenband, POL posterior oblique ligament

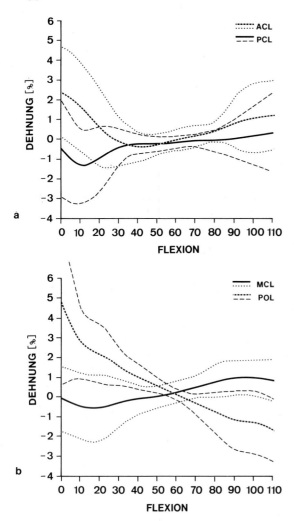

Abb. 32 a, b. Mittelwertskurven (durchgezogene Linien, $n = 8$) und Standardabweichungen (punktierte Linien) bei passiver Beugung (reine Flexion). **a** Kreuzbänder; **b** medialer Seitenbandapparat

genläufiger Verlauf findet sich für das PCL und den vorderen Anteil des MCL: abgesehen von der vollen Extensionen zeigen beide Bänder von 10–110° Beugung eine langsame, gleichmäßige, relative Dehnungszunahme von 1% wobei das Dehnungsniveau des MCL etwa 0,5% höher liegt als das des PCL. Alle Bänder schneiden die 0%-Dehnungslinie definitionsgemäß bei 60% Beugung (Nullabgleich bei 60°).

Die höchsten gemessenen Dehnungen für Einzelkniegelenke bei diesen und allen weiteren Messungen lagen sämtlich unter 9%, von technisch bedingten „Ausreißern" abgesehen. Die Standardabweichungen für die beiden Kreuzbänder sind in Abb. 32 a punktiert dargestellt und liegen in der Größenordnung von 100% des Mittelwerts. In Abb. 32 b sind die Standardabweichungen für das MCL und das POL analog ausgeplottet. Die Standardabweichungen des LCL wie auch sein Mittelwertkurvenverlauf ähneln sehr denen des POL und wurden daher nicht extra aufgezeichnet.

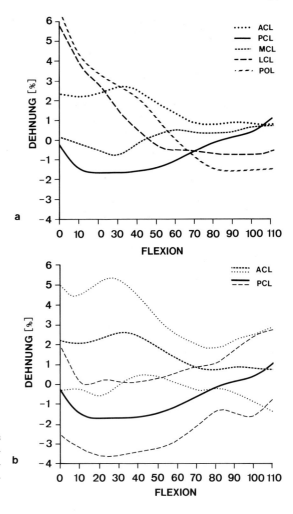

Abb. 33. a Quadrizepszug vergrößert die Dehnung im ACL bis 60° Flexion beträchtlich und vermindert sie im PCL geringradig. **b** Quadrizepszug: Standardabweichungen für die Kreuzbänder

4.1.2 Einfluß der Muskelkräfte

4.1.2.1 Quadrizeps (Abb. 33)

In Extension (0°) fällt eine signifikante Dehnungszunahme für das LCL und das POL von jeweils 2% absolut (entsprechend relativ 50%) auf, die bei 30 bzw. 60° Beugung von einer Dehnungsabnahme von 1% absolut gegenüber der reinen Flexion gefolgt sind (Abb. 33 a).

Während die MCL-Kurve durch den Quadrizepszug kaum verändert wird, zeigen sich die größten Unterschiede für das ACL: Der Dehnungsabfall bei reiner Flexion von 2,5 auf 0% während der ersten 35 Flexionsgrade bleibt vollständig aus. Es kommt vielmehr noch zu einer leichten Dehnungszunahme bei 35° Beugung auf 3% absolut (entsprechend 300% relativ) und dann erst zu einem protrahierten Dehnungsabfall bis etwa 60°. Danach bleiben

58

die Dehnungen konstant und unterschreiten lediglich bei voller Flexion die Dehnungswerte des reinen Flexionszyklus.

Für das PCL zeigt sich ein umgekehrter Verlauf: Von 10–80° Beugung findet sich eine signifikant verminderte Dehnung von bis zu 2% absolut und in voller Beugung des Kniegelenks eine leichte Dehnungszunahme von 1% absolut (Abb. 33 a). Die Standardabweichungen der Dehnungswerte der beiden Kreuzbänder sind in Abb. 33 b aufgezeichnet.

Sie liegen in der selben Größenordnung wie bei reiner Flexion. Dies gilt auch für die Standardabweichungen der Dehnungen der Kollateralbänder; auf deren weitere graphische Darstellung daher verzichtet werden kann.

4.1.2.2 Hamstrings (Abb. 34)

Die Kraftentfaltung der ischiokruralen Muskeln hat keinen Einfluß auf die Dehnungen des ACL (Abb. 34 a). Das PCL erfährt von 10–60° Beugung eine unwesentliche Dehnungsab-

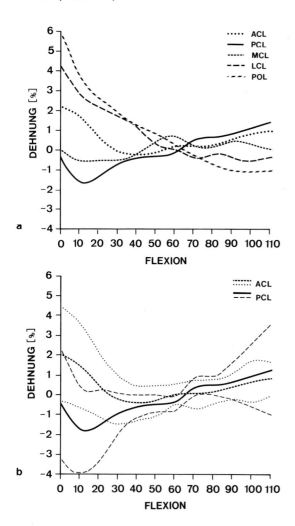

Abb. 34 a, b. Einfluß der Hamstrings auf die Banddehnungen. **a** Mittelwertskurven; **b** Standardabweichungen für die Kreuzbänder

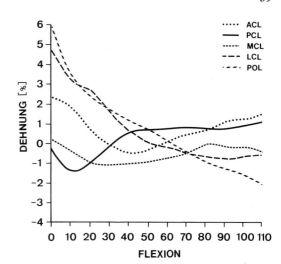

Abb. 35. Banddehnungen unter Gastrocnemiuseinfluß. Geringe Mehrbelastung für PCL und MCL

nahme um 0,5% absolut, bei weiterer Beugung eine ebenso große Dehnungssteigerung. Beide Seitenbänder erfahren durch die Hamstrings keine Dehnungsänderung. In Abb. 34 b sind Mittelwertkurven und Standardabweichungen der Kreuzbanddehnungen dokumentiert.

4.1.2.3 Gastrocnemius (Abb. 35)

Das ACL, das laterale und die hinteren Anteile des MCL werden in ihrem Dehnungsverhalten durch die Muskelaktivität des Gastrocnemius nicht beeinflußt. Hingegen kommt es zu einer leichten, Dehnungszunahme zwischen 40 und 110° Beugung um 1% absolut für das PCL und zu einer Dehnungsabnahme in gleicher Größenordnung für das MCL ab 20° Beugung für den gesamten Zyklus (Abb. 35).

4.1.2.4 Kombinierter Muskelzug (Abb. 36)

Der simultane Muskelzug führt zu einer signifikanten Dehnungszunahme im ACL zwischen 20 und 50° Beugung um 2% absolut (entsprechend relativ 50%) und zu einer Abnahme um 1% absolut jenseits von 85° Flexion. Die Dehnungsbeanspruchung ist gegenüber dem reinen Quadrizepszug zwischen 30 und 60° Beugung signifikant gemindert (Abb. 36). Die Standardabweichungen liegen dabei in der bisher beschriebenen Größenordnung.

Auf das Dehnungsverhalten des PCL und beider Seitenbänder übt der kombinierte Muskelzug keinen Einfluß aus.

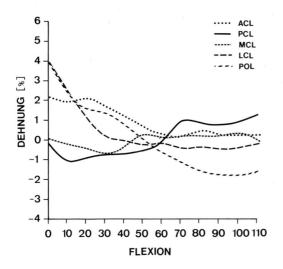

Abb. 36. Kombinierter Muskelzug aller knieübergreifenden Muskeln. Die erhöhte ACL-Dehnung durch Quadrizepszug wird durch gleichzeitige Beugeaktivität reduziert, bleibt aber gegenüber der reinen Flexion signifikant erhöht

4.1.3 Äußere Kräfte

4.1.3.1 Valgusstreß (Abb. 37)

Das ACL wird in Extensionsstellung um 2% absolut entlastet und jenseits 20° Flexion zunehmend um bis zu 3,5% absolut auf das 6fache gedehnt. Für das PCL entsteht durch Valgusstreß lediglich eine 0,5%ige absolute Dehnungszunahme über den gesamten Kurvenverlauf. Eine signifikante Dehnungssteigerung bis 3% absolut erfährt der gesamte mediale Bandapparat (MCL und POL). Hingegen wird das LCL im ganzen Verlauf um 1% absolut unwesentlich entlastet.

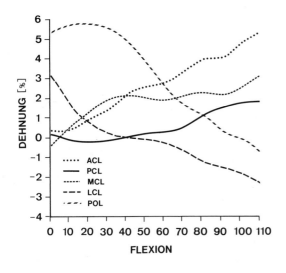

Abb. 37. Valgusstreß führt zu hoher Dehnungszunahme für ACL, MCL und POL bei leichter Entlastung des LCL

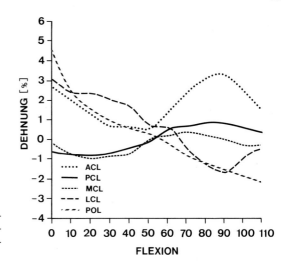

Abb. 38. Varusstreß. Deutliche Dehnungszunahme im ACL über 50° Beugung, nur mäßiger Einfluß auf die anderen Bänder

4.1.3.2 Varusstreß (Abb. 38)

Auch Varusstreß bewirkt eine Dehnungszunahme im ACL von 0,5% zwischen 10 und 55° Beugung und danach eine weitere Zunahme bis 3,5% absolut (entsprechend relativ 350%) bei 90°. Eine charakteristische Dehnungsänderung für das PCL findet sich nicht. MCL und POL sind über den gesamten Verlauf um ca. 0,5% absolut entlastet, während das LCL zwischen 20 und 60° Beugung eine geringe Dehnungszunahme in der selben Höhe erfährt.

4.1.3.3 Außenrotationsstreß (Abb. 39)

Für das MCL bewirkt eine Außenrotation eine markante Dehnungsentlastung von 2% absolut (entsprechend relativ 500% in Extension) während der ersten 30 Flexionsgrade und

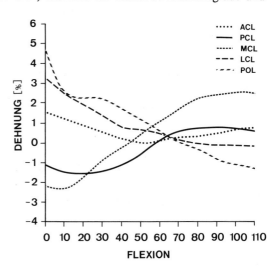

Abb. 39. Außenrotationsstreß. Entlastung des MCL bis 30, Mehrbelastung ab 60° Flexion. Uncharakteristische Änderung der anderen Banddehnungen

62

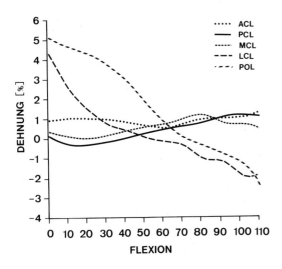

Abb. 40. Innenrotation entlastet das ACL in Extension und das LCL in Flexion während PCL, MCL und POL sowie das ACL ab 25° mehr gedehnt werden

eine ausgeprägte Dehnungsmehrbeanspruchung ab 60° von 1,5% absolut (entsprechend relativ 200%). Auf beide Kreuzbänder, das POL und das LCL hat die Außenrotation keinen charakteristischen Einfluß.

4.1.3.4 Innenrotationsstreß (Abb. 40)

Innenrotation bewirkt eine signifikante Dehnungsverminderung im ACL in Extension bis 15° mit 2% absolut und eine markante Dehnungszunahme von 25–80° um 1% absolut. Das PCL und das LCL werden über den ganzen Flexionszyklus um 0,5% absolut unwesentlich mehr gedehnt, das POL zwischen 10 und 60° Beugung um fast 2% absolut (entsprechend relativ 100%). Das LCL wird erst jenseits von 70° Flexion mit 1–2% absolut deutlich entlastet.

4.1.3.5 Kombinierter Valgus- und Außenrotationsstreß (Abb. 41)

Die kombinierte Valgus- und Außenrotationsbelastung führt zu einer deutlichen Mehrbeanspruchung des MCL ab 20° um 1,5% absolut, sowie zu einer nur leichten Dehnungserhöhung des ACL und des POL im gesamten Verlauf um 0,5% absolut. Für das PCL und das LCL ergeben sich keine charakteristischen Dehnungsänderungen.

4.1.3.6 Kombinierter Varus- und Innenrotationsstreß (Abb. 42)

Das kombinierte Varus- und Innenrotationsmoment bewirkt für das ACL im gesamten Verlauf eine signifikant erhöhte Dehnung von 1,5% absolut (entsprechend relativ 105% bei 20° Flexion), was auch für das LCL bis 70° Beugung zutrifft. Das PCL erfährt nur eine minimale Dehnungszunahme, während für den medialen Bandapparat keine charakteristischen Änderungen gefunden werden.

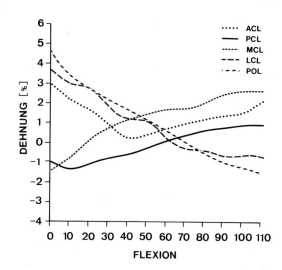

Abb. 41. Valgus und Außenrotation: deutlich höhere Dehnung des MCL ab 20°

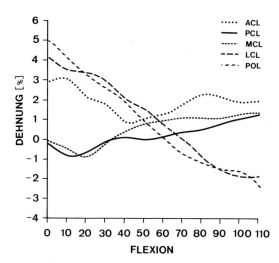

Abb. 42. Varus- und Innenrotation. Erhebliche Dehnungszunahme im ACL und bis 70° auch im LCL

4.1.4 Kombinierte äußere Kräfte und gleichzeitige Muskelsimulation

4.1.4.1 Kombinierter Valgus- und Außenrotationsstreß unter simultanem Muskelzug

Die in Abb. 41 dargestellten Kurvenverläufe ändern sich unter kombiniertem Muskeleinfluß nicht signifikant.

4.1.4.2 Kombinierter Varus- und Innenrotationsstreß unter simultaner Muskelwirkung

Zusätzlicher Muskelzug reduziert die erhöhten Dehnungen des kombinierten Varus-Innenrotationsstreß in beiden Kreuzbändern ab etwa 60° Flexion auf das Ausgangsniveau des reinen Flexionszyklus. Alle übrigen Dehnungen bleiben unter dieser Streßbelastung unbeeinflußt.

4.2 Banddehnungen nach Durchtrennung des ACL

4.2.1 Reine Flexion

Das fehlende ACL zeigt keinen Einfluß auf die Dehnungen der übrigen Bänder während der reinen passiven Beugung.

4.2.2 Kombinierte Muskelfunktion

Auch ohne das ACL war der Muskeleinfluß auf die Dehnungen der übrigen Bänder identisch mit den unter Abschn. 1.2.4 beschriebenen Daten.

4.2.3 Kombinierte Valgus- und Außenrotationsbelastung (Abb. 43)

Gegenüber dem Knie mit intaktem ACL zeigt sich hier eine Dehnungszunahme um 1,5% absolut (entsprechend relativ 250%) für das MCL bis 40° Beugung, danach noch um 1% absolut bis etwa 90°. Die übrigen Banddehnungen bleiben im wesentlichen unbeeinflußt.

Die zusätzliche Aktivierung aller Muskeln bewirkt darüber hinaus eine ausgeprägte Dehnungsminderung des PCL im gesamten Verlauf von 1% absolut.

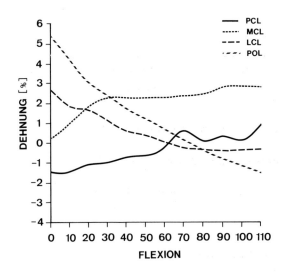

Abb. 43. Kombinierter Valgus- und Außenrotationsstreß führt bei fehlendem ACL zu einer Mehrbelastung des MCL

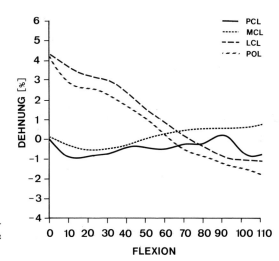

Abb. 44. Varus- und Innenrotationsbelastung reduzieren bei fehlendem ACL die Belastung im PCL ab 30°

4.2.4 Kombinierte Varus- und Innenrotationsbelastung (Abb. 44)

Diese Belastung führt bei fehlendem ACL zu einer merklichen Dehnungsabnahme für das PCL ab 30° um 1% absolut. Die anderen Bänder bleiben unbeeinflußt. Die zusätzliche Aktivierung aller Muskeln bewirkt eine weitere Senkung der PCL-Dehnungen um 0,5–1,5% absolut bei zunehmender Flexion.

4.3 Ersatz des ACL durch ein Kohlenstoffaserband

4.3.1 Reiner Flexionszyklus (Abb. 45)

Der auf das Kunst-ACL aufgenähte Dehnungsmeßaufnehmer registriert gegenüber dem intakten Knie eine Minderdehnung von 2% absolut (entsprechend relativ 60%) während

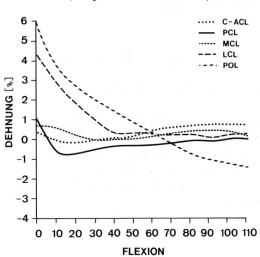

Abb. 45. In der ACL-Bandprothese werden während der ersten 20° verminderte Dehnungen bei reiner Flexion gemessen

66

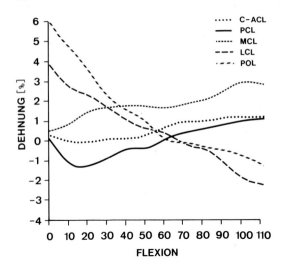

Abb. 46. Valgus- und Außenrotationsstreß führen nicht zu einer Dehnungszunahme in der ACL-Prothese zwischen 0
und 30° Beugung

der ersten 20°, um bei weiterer Beugung die Werte des intakten Bands zu reproduzieren.
Die übrigen Bänder zeigen den normalen Dehnungsverlauf der intakten Kniebänder.
Die kombinierte Muskelsimulation verändert diese Dehnungen nicht.

4.3.2 Valgus- und Außenrotationsstreß (Abb. 46)

Auch bei dieser Beanspruchung waren die Dehnungen im Kunstband bei Streckung um
2,5% absolut (entsprechend relativ 70%) reduziert und erreichten erst ab 40° Beugung
wieder die Normalwerte der intakten Knie. Die übrigen Bänder blieben unbeeinflußt.

4.3.3 Varus- und Innenrotationsstreß

Auch diese Beanspruchung erhöht die Dehnungen der ACL-Plastik nicht.

4.4 Doppelbandersatz des ACL und MCL durch Kohlenstoffasern

4.4.1 Reine Flexion (Abb. 47)

Auch nach Zweifachbandplastik zeigt der auf das ACL-Implantat aufgenähte Dehnungsmeßaufnehmer nur geringe Schwankungen um den Nullwert und nicht den charakteristischen Dehnungsanstieg in Streckstellung (Abb. 47). Die gemessenen Dehnungen des MCL
liegen zwischen Streckung und 30° Beugung mit 1% absolut deutlich über denen des intakten Innenbands (s. auch Abb. 48). Simultaner Muskelzug führt keine Dehnungsänderung herbei.

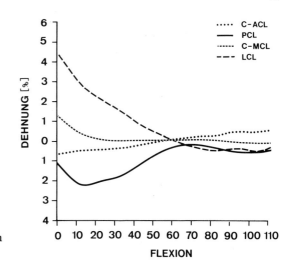

Abb. 47. C-Faserdoppelbandersatz von ACL und MCL. Reine Flexion

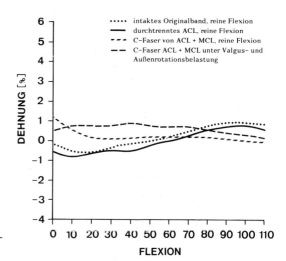

Abb. 48. MCL unter verschiedenen Bedingungen

4.4.2 Kombinierter Valgus- und Außenrotationsstreß

Unter dieser Belastung sind die Dehnungen im künstlichen ACL deutlich gegenüber dem nativen Kreuzband erniedrigt. Im MCL führt diese Beanspruchung jedoch zu einer deutlichen Dehnungserhöhung um 1% absolut bis 70° Beugung. Dieser Effekt ist gleichgerichtet, wenn auch weniger ausgeprägt als am intakten Band.

4.4.3 Kombinierter Varus- und Innenrotationsstreß

Auch hier zeigt die ACL-Prothese keine normalen Dehnungen in Extension.

68

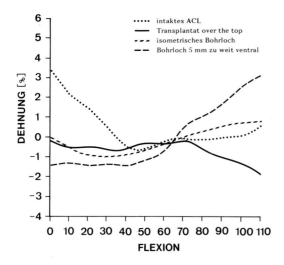

Abb. 49. Mittelwerte der ACL-Dehnungen an 2 Kniegelenken bei reiner Flexion

4.5 Einfluß des Ursprungsortes auf die Dehnungen im ACL-Transplantat

Im folgenden sind die Mittelwertkurven der Dehnungen an 2 Kniegelenken aufgezeichnet, die distal gestielte Patellarsehnentransplantate als ACL-Ersatz erfahren.

4.5.1 Passiver Beugezyklus (Abb. 49)

Der Mittelwertkurvenverlauf der beiden untersuchten Kniegelenke unterscheidet sich von den durchschnittlichen ACL-Dehnungen (Abb. 31) durch etwas höhere Dehnungen in voller Extension (1% absolut). Für die ersten 70 Beugegrade findet sich für das „over the top" geführte wie auch das im Bohrloch an isometrischer Stelle inserierte ACL-Transplantat ein identischer Kurvenverlauf. Die Dehnungen in Streckung bis etwa 30° Beugung sind dabei signifikant gegenüber dem intakten Band reduziert (3,5% absolut in Extension). Jenseits von 70° Flexion zeigt das isometrisch inserierte Band ein normales Dehnungsverhalten, während das over-the-top-geführte einen rasch zunehmenden Dehnungsabfall von bis zu 3% absolut in voller Flexion erfährt und schlaff wird. Das in einem 5 mm zu weit ventral liegenden Bohrloch inserierte Patellarsehnentransplantat ist bis 60° Beugung nochmals um 1–1,5% weniger, ab 70° bis zu voller Flexion jedoch zunehmend sehr viel stärker um 4% absolut (entsprechend relativ 500% bei 100°) gedehnt.

4.5.2 Valgus- und Außenrotationsstreß (Abb. 50)

Prinzipiell finden sich dieselben Unterschiede wie bei reiner Flexionsbewegung: Das zu weit ventral inserierte Transplantat ist in Extension schlaff und in Flexion stark gedehnt, das „over the top" geführte Band in Beugung gespannt. Das isometrisch inserierte Transplantat ist wie das „over the top" geführte in Streckung weniger, in Beugung jedoch stärker gedehnt als das normale ACL.

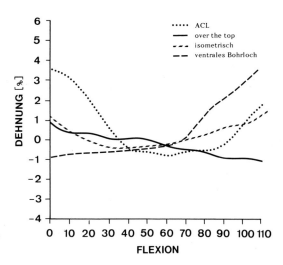

Abb. 50. Valgus- und Außenrotationsstreß bei verschiedenen Bandursprüngen

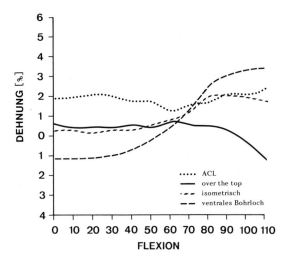

Abb. 51. Varus- und Innenrotationsbelastung bei verschiedenen Bandinsertionen

4.5.3 Varus- und Innenrotationsbelastung (Abb. 51)

Auch hier finden sich prinzipiell gleichgerichtete Unterschiede wie unter Abschn. 2.1 und
2.2.

4.6 Einfluß verschiedener LAD-Fixationstechniken auf die Dehnungen im Patellarsehnentransplantat

4.6.1 Reine Flexion (Abb. 52)

Das an Tibia und Femur fixierte und alle 5 mm mit dem Patellarsehnenstreifen vernähte
LAD führt zu signifikant reduzierten Dehnungen im Sehnentransplantat während der er-

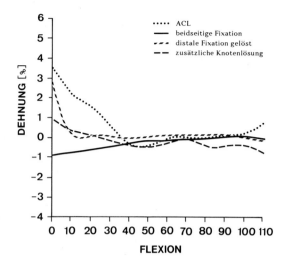

Abb. 52. LAD-Fixationstechniken. Reine Flexion

sten 30 Flexionsgrade (4,5% absolut entsprechend relativ 450% in Extension). Wird die distale Fixation gelöst, nimmt die Dehnung im Transplantat um 3,5% absolut (entsprechend relativ 350%) in Streckung zu. Werden auch noch die Knoten zwischen Sehnenstreifen und Augmentation gelöst, so zeigen sich in Streckstellung mittlere Dehnungswerte. Jenseits von 40° Beugung finden sich keine Unterschiede zwischen den Fixationstechniken.

4.6.2 Valgus- und Außenrotationsbelastung (Abb. 53)

Das beidseits fixierte LAD bewirkt in Streckung um 4% absolut markant verminderte Dehnungen im Patellarsehnentransplantat. Diese reduzierte Dehnung nimmt wieder um die

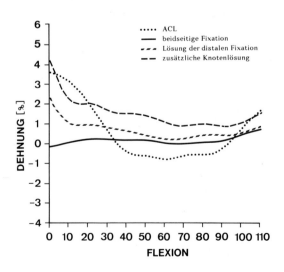

Abb. 53. Valgus- und Außenrotationsbelastung bei verschiedenen LAD-Fixationstechniken

Hälfte zu, wenn die distale Fixation gelöst wird und verschwindet völlig bei zusätzlicher Öffnung der Knoten.

4.6.3 Varus- und Innenrotationsbelastung

Auch diese Belastung führt zu keinen erhöhten Dehnungen im Patellarsehnentransplantat, wenn das LAD beidseits fixiert ist. Werden die distale Fixation und nachfolgend die verbindenden Knoten gelöst, kommt es zur schrittweisen Dehnungszunahme im Sehnentransplantat.

4.7 Ergebnisse der vorderen Schubladenmessungen

Die mittlere vordere Schublade betrug in Neutralrotation 2,9 ± 0,6 mm (SEM) für das intakte Kniegelenk. In Außenrotation fand sich eine vordere Schublade von 2,0 ± 0,5 mm, in Innenrotation von 2,2 ± 0,5 mm.

Eine Durchtrennung des ACL vergrößerte die vordere Schublade in Neutralrotation um das 1,8fache, während sie durch zusätzliche Sektion des MCL auf das 4,7fache weiter vergrößert wurde (Tabelle 1). Der Ersatz des ACL bzw. des ACL und des MCL durch Kohlenstoffasern führten die vergrößerte vordere Schublade nahezu auf die Ausgangswerte des unverletzten Kniegelenks zurück (Tabelle 1).

In Neutralrotation bewirkte der isolierte Quadrizepszug eine Reduktion der vorderen Schublade bei intakten Bändern auf 76%. Die ischiokruale Muskelgruppe reduzierte die vordere Schublade auf 38%, der Gastrocnemius auf 45% der Ausgangswerte. Durch den Simultanzug aller Muskelgruppen ließ sich die vordere Schublade auf 21% vermindern (Tabelle 2).

Nach Durchtrennung des ACL und zusätzlich des Innenbands führte die Simulation des Quadrizeps zu einer Verminderung der vorderen Schublade auf Werte von 120% für das verletzte ACL bzw. von 300% für beide Bänder. Demgegenüber bewirkten die ischikruralen Muskeln und der Gastrocnemius, besonders aber der kombinierte Zug aller 3 Muskelgruppen eine Verringerung der vorderen Schublade auf Werte, die denen des intakten Kniegelenks vergleichbar waren (Tabelle 2).

Der Einfluß der Muskelkräfte in Außen- und Innenrotation war prinzipiell ähnlich und unterschied sich nur in der absoluten Höhe von den Werten in Neutralposition.

Die Ergebnisse der Schubladenmessungen unter den verschiedenen Bedingungen sind in den Abb. 54 und 55 dargestellt.

Tabelle 1. Vordere Schublade in Prozent ($\bar{x}$ ± SEM) bezogen auf das intakte Knie jeweils für Neutral- (*NR*), Außen- (*AR*) und Innenrotation (*IR*) (*ACL* vorderes Kreuzband, *MCL* Innenband, *C-FAS* Bandplastik)

	Bänder intakt	ACL durchtrennt	ACL + MCL durchtrennt	C-FAS ACL	C-FAS ACL + MCL
NR	100 ± 22	183 ± 21	470 ± 93	41 ± 4	103 ± 21
AR	100 ± 25	150 ± 47	435 ± 125	55 ± 7	70 ± 31
IR	100 ± 24	191 ± 50	386 ± 89	41 ± 10	95 ± 24

Tabelle 2. Mittelwerte der vorderen Schublade in % ± SEM für Neutralrotation. Intaktes Knie ohne Muskelzug = 100%

	Bänder intakt	ACL durchtrennt	ACL + MCL durchtrennt	C-FAS ACL	C-FAS ACL + MCL
Ohne Muskeln	100 ± 22	183 ± 21	470 ± 93	41 ± 4	123 ± 21
Quadrizeps	76 ± 17	121 ± 21	297 ± 53	34 ± 6	76 ± 14
Gastrocnemius	45 ± 13	31 ± 7	62 ± 9	21 ± 4	28 ± 3
Hamstrings	38 ± 6	48 ± 7	52 ± 9	28 ± 6	34 ± 2
Alle Muskeln	21 ± 9	24 ± 3	21 ± 2	17 ± 3	21 ± 3

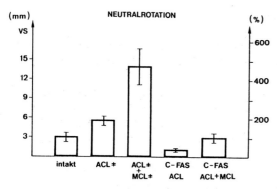

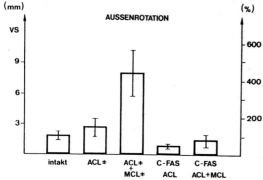

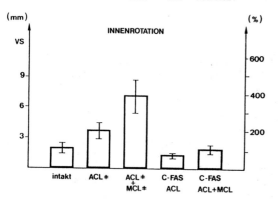

Abb. 54 a–c. Vordere Schubladenwerte bei intaktem Knie, nach Bandläsionen und nach Kohlenstoffaserbandplastiken (≠ Band durchtrennt, *C-Fas* Kohlenstoffaserbandplastik). **a** in Neutralrotation, **b** in Innenrotation, **c** in Außenrotation

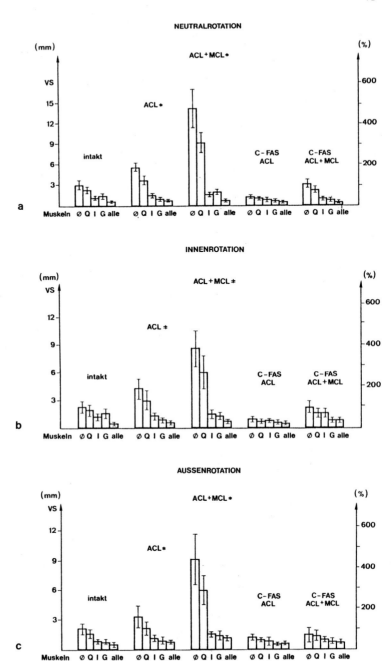

Abb. 55 a–c. Vordere Schubladenwerte unter dem Einfluß verschiedener Muskelkräfte bei intaktem Knie, nach Bandläsionen und nach Kohlenstoffaserbandplastiken (≠ Band durchtrennt, *C-Fas* Kohlenstoffaserbandplastik, ∅ keine Muskeln, *Q* Quadrizeps, *I* ischiokrurale Muskeln, *G* Gastrocnemius, *alle* alle Muskeln). **a** in Neutralrotation, **b** in Innenrotation, **c** in Außenrotation

5 Diskussion

5.1 Kniebelastungssimulator

Von verschiedenen Autoren sind bereits Bewegungs- und Belastungssimulatoren konstruiert und für Messungen am menschlichen Kniegelenk verwendet worden [1, 2, 43, 50, 88, 90, 141, 147]. Mit einem von Hamer [88] verwendeten Kniebelastungsapparat wurden einem Knie zwar alle notwendigen Freiheitsgrade erlaubt, eine Simulation von Muskelkräften war aber nicht möglich.

Eine Quadrizepssimulation war jedoch mit einem von Haynes et al. [90] konstruierten Bewegungs- und Belastungssimulator durchführbar. Dieser erlaubte ebenfalls Bewegungen in allen Freiheitsgraden, wobei der Beugewinkel motorgetrieben eingestellt und tibiale Rotationsmomente sowie Varus-valgus-Streß erzeugt werden können. Darüber hinaus kann das Knie zusätzlich mit einer konstanten axialen Kraft belastet werden.

Der in diesen Untersuchungen verwendete Apparat hat den Vorteil, daß außer dem Quadrizeps auch weitere knieübergreifende Muskelgruppen wie Hamstrings und Gastrocnemius simulierbar sind. Die Höhe der Kräfte kann überdies beugewinkelabhängig computergesteuert verändert werden. Somit eignet sich der „Kniebelastungssimulator" insbesondere zur Untersuchung der Muskeleinflüsse auf die Dehnungscharakteristiken der Kniegelenkbänder. Als Nachteil könnten gewisse Trägheitseffekte der drehbaren Rahmenteile angesehen werden, die trotz Kugellagerung der verschiedenen Bewegungsachsen durch die Summe aller Reibungsverluste zusammenkommen.

5.2 Dehnungsmeßtechnik

Im Schrifttum liegen z.T. sehr widersprüchliche Angaben über die Banddehnungen im menschlichen Kniegelenk vor. Dies trifft sowohl für die Dehnungs-Beugewinkel-Charakteristik als auch für die Höhe der auftretenden Dehnungen zu. Diese Diskrepanzen können unterschiedliche Ursachen haben. Zum einen liegen die Gründe in variierenden Versuchsaufbauten, zum anderen in der Schwierigkeit der Meßtechnik. Dehnungsmeßstreifen (DMS) können zwar nach ausreichender Entfettung auf Knochen, nicht aber auf feuchtes Weichteilgewebe direkt aufgeklebt werden. Außerdem entstünde durch den steiferen DMS wie auch durch den Kleber eine Versteifung des Bands. Daher müssen indirekte Dehnungsmeßmethoden gewählt werden.

Zur Verfügung steht beispielsweise die Dehnungsmessung mit Hilfe der Quecksilberdehnungsaufnehmer [50, 122, 158, 159]. Dabei können aufgrund ihres geringen Durchmessers mehrere Meßaufnehmer auf einem Band angebracht werden, um die Dehnungen verschiedener Faserbündel zu ermitteln [158, 159]. Diese Methode besitzt jedoch einen wesentlichen Nachteil: Durch die Fixierung der Meßfühler an den knöchernen Bandansätzen können immer nur die direkten Abstände der Bandinsertionen voneinander gemessen werden. Dies entspricht aber nur dann einer wirklichen Längenänderung z.B. des ACL, wenn es gespannt ist. Auch darf dieses nicht durch die Interaktion mit dem PCL aus einem (theoretisch) gradlinigen Verlauf ausgelenkt werden. Darüber hinaus kann es bei einer gewissen Grundlaxizität eines Gelenks auch einmal zu einer vollkommenen Entlastung des Bands kommen. Ein Dehnungsaufnehmer unter leichter Vorspannung appliziert kann dann leicht falsch-positive Dehnungswerte anzeigen. Das hat zur Folge, daß höhere Maximaldehnungen gemessen werden als in Wirklichkeit auftreten. Hierdurch sind die von Meglan et al. [159] bei passiver Knieflexion gemessenen unrealistisch hohen Maximaldehnungen von teilweise über 20% zu erklären. Hier befindet sich jedoch ein Band schon im Bereich nichtreversibler Verformung [238]. Dies entspricht einer Bandbelastung je nach Band von bis zu 1000 N, was während der Kniebeugung ohne äußere Krafteinwirkung ausgeschlossen ist (More et al. [164] geben hierfür Werte von maximal 319 N an.). Ähnliche Methoden, die Messung der Insertionsabstände und damit dieselbe Problematik gemeinsam haben, werden auch von anderen Autoren angewendet [95, 228].

Den Vorteil einer direkten Bandkraftmessung besitzt die Methode mit Hilfe des Buckle-Transducers [1, 16]. Bei seiner Anwendung tritt jedoch eine teilweise Bandverkürzung und damit eine gewisse Vorspannung des Bandanteils auf, der durch den Aufnehmer (ähnlich einer Gürtelschnalle) geführt wird (s. Abb. 8). Zur Eichung muß das Knieband nach Ende der Messungen mitsamt seinen knöchernen Insertionen in eine Materialprüfmaschine eingespannt werden. Hierbei ist es schwierig, bei einem Kreuzband genau die physiologische Belastungsrichtung nachzuahmen [239].

In gleicher Weise kann man auch bei Dehnungsmessungen verfahren. Im Anschluß an die Untersuchung könnten die isolierten Bänder einer Kraft-Dehnungs-Prüfung unterzogen werden, so daß man im Nachhinein von den während der Kniegelenktests ermittelten Dehnungen auf die wirkenden Kräfte schließen kann [238]. Die hierbei an Knochen-Band-Knochen-Präparaten auftretenden Dehnungen sind jedoch durchweg höher als diejenigen des Bandgewebes selbst. Im übrigen sind unverändert gebliebene Bandeigenschaften und damit auch intakt gebliebene Bänder vorauszusetzen. Bandplastiken wären somit nicht beurteilbar.

Einen ähnlichen meßtechnischen Aufwand, wie die hier angewendete Methode mit Ω-Aufnehmern, verlangt eine Dehnungsmessung mit dem Halleffektaufnehmer [9–11, 14]. Einen Vorteil stellt der geringe Einfluß auf das zu untersuchende Band dar, dessen mechanische Eigenschaften durch das Meßelement nicht verändert werden. Kommt es während eines Meßvorgangs jedoch zu einer Verwringung des Bands, so könnte die Zuverlässigkeit der Meßdaten infrage gestellt sein. Gewisse Schwierigkeiten treten auch bei der Befestigung der Meßelemente auf, wie die verschiedenen Formen der Applikationstechnik zeigen.

Das von Woo et al. für die Bandoberfläche beschriebenen Dehnungsmeßverfahren [238, 239] mittels einer Videoanalysetechnik verändert das Band selbst zwar überhaupt nicht, läßt aber auch keine Rückschlüsse auf die Dehnungen der tieferen Bandschichten zu. Überdies muß das Band „optisch zugänglich" sein, so daß Kreuzbänder in situ damit nicht zu untersuchen sind.

Ein Computermodell wurde von Walker et al. erstellt, bei dem die ligamentären Strukturen rein durch den Abstand ihrer knöchernen Insertionen gegeben sind [229]. Danach berechneten sich die Banddehnungen in Abhängigkeit vom Flexionswinkel und betrugen beispielsweise beim PCL in 120° Beugestellung etwa 30% (!) bezogen auf die Streckposition. Diese Dehnung liegt über der Reißgrenze des Bands und ist somit unrealistisch. Weitere Rechenmodelle wurden u.a. von Crowninshield et al. [43] sowie von Blankevoort u. Huiskes [21] erstellt, die ebenfalls von der vereinfachenden Annahme eines geradlinigen Bandverlaufs ausgehen.

Die von uns verwendete Meßmethode mit den Ω-Dehnungsmeßaufnehmers umgeht diese Probleme, da die Meßelemente direkt auf das Band aufgenäht sind und somit nur tatsächliche Längenänderungen der Bands registrieren. Wichtig sind korrekt sitzende Nähte, wobei die Aufnehmer höchstens mit einer geringen Vordehnung appliziert werden sollten. Als Nachteil mag das etwas komplizierte Eichverfahren erscheinen, bei dem das natürliche Band durch ein Silikongummiband imitiert wird. Hierbei ist mit einem Meßfehler von 10% zu rechnen, wie Vergleichsmessungen an isolierten Bändern zeigten. Da jedoch der hier auftretende Fehler für jedes Band gleich ist, wirkt er sich nur auf die absolute Längenänderung aus. Die Dehnungscharakteristik der einzelnen Bänder und die Relationen untereinander bleiben unberührt. Mit einer in zahlreichen Vorversuchen entwickelten Isolier- und Befestigungstechnik ließen sich die anfänglichen Probleme von Kriechströmen durch allmähliches Feuchtwerden weitestgehend ausschalten.

Trotz seiner Kleinheit benötigt ein Ω-Aufnehmer genügend Raum, um bei Kniebewegungen möglichem Kontakt oder gar Druck durch die Umgebung zu entgehen. Hierdurch würden die Meßdaten verfälscht werden. In den meisten Kniegelenken ist deshalb eine „Notch-Plastik", also eine Erweiterung der knöchernen Fossa intercondylaris notwendig, was im übrigen jedoch auch für andere Meßfühlersysteme wie den Halleffekttransducer gilt. [9]. Die standardmäßige Messung an jeweils 2 Kreuzbandbündeln ist wegen der mechanischen Interaktion der Ω-Aufnehmer nicht durchführbar und nur in Ausnahmefällen möglich (s. Abb. 23). Der Interkondylärraum darf nämlich auch nicht zu sehr erweitert werden, da hierbei die jeweils ventralen Fasern beider Kreuzbänder verletzt werden könnten.

Wie bei vielen biologischen Experimenten, war die Streuung der Ergebnisse relativ hoch, Standardabweichungen wurden generell berechnet und exemplarisch für einige Dehnungskurven ausgeplottet. Von den meisten Autoren sind hingegen nur Kurven von Mittelwerten oder Einzelknien beschrieben [1, 9, 10, 11, 47, 241, 242].

Der Nullpunkt wurde willkürlich bei 60° Flexion gewählt, da hier alle Bänder relativ gering gedehnt sind. Daher sind alle gemessenen Daten in Relation zur 60°-Position zu sehen. Negative Dehnungen existieren somit nicht wirklich, es sei denn, das Band wird schlaff, wie es für das hintere Schrägband in Flexion zutrifft. Zur Ermittlung echter absoluter Dehnungen wurden in Vorversuchsknien Bänder bei noch belassenen Aufnehmern an einem Ansatz abgetrennt, wobei fast immer nur geringe positive oder negative Vordehnungen in der Größenordnung von 1% vorlagen.

5.3 Dehnungsmessung während passiver Beugung

5.3.1 ACL

Nach den Arbeiten bis zur Mitte der 70er Jahre ergibt sich ein sehr uneinheitliches Bild darüber, bei welchen Beugegraden eines Kniegelenks die Bänder gespannt oder gedehnt und wann sie entlastet sind [26, 50, 76, 103, 136, 223, 228]. Die hierzu verwendeten Untersuchungsmethoden waren unterschiedlichster Natur und reichten von Beobachtung und digitaler Spannungsprüfung [26, 124] über forcierte Bewegungen und Durchtrennungsversuche [71, 103, 176], radiologische Markierung der Bandansätze und Bestimmung ihrer Abstandsänderungen [13, 228] bis hin zu Dehnungsmeßstreifentechniken [38, 232]. Die Versuchsbedingungen waren oft sehr unterschiedlich. Meist wurden Leichenkniegelenke verwendet; ihre Anzahl variierte stark und bewegte sich zwischen 2 und 35.

Die hier vorgestellten Durchschnittswerte der Dehnungsmessungen an 8 Kniegelenken zeigen die höchsten Werte im ACL in voller Extension mit einem Wert von 2,6% absoluter Dehnung (s. Abb. 31). Während der ersten Beugegrade kommt es zu einem annähernd linearen Dehnungsabfall, der bei 40° ein Minimum mit 0% Dehnung erreicht und sich in einem erweiterten Bereich zwischen 20 und 80° Flexion unter 0,5% Dehnung (absolut) bewegt. Bei weiterer Kniebeugung kommt es allmählich wieder zu zunehmenden Dehnungen im ACL. Diese erreichen jedoch bis zum Ende unseres Meßbereichs (110° Flexion) noch nicht wieder dieselbe Höhe wie bei voller Extension.

In Einklang mit diesen Werten stehen die Ergebnisse von Arms et al. [9] Renström et al. [193], Hertel [97] sowie Dorlot et al. [47]. Deren Messungen entstammten ebenfalls dem anteromedialen Bündel des ACL, während Kennedy [122] und Küsswetter [129] ähnliche Kurvenverläufe für das gesamte ACL fanden. France [65] beobachtete einen entsprechenden Kurvenverlauf nur für das posterolaterale ACL-Bündel, hingegen vollständig entgegengesetzte Werte im vorderen ACL-Bündel, mit der niedrigsten Dehnung in Streckung und Höchstwerten bei 90° Flexion. Diese Autoren bedienten sich jedoch einer Meßmethode, bei der Dehnungsmeßstreifen direkt auf den bandansatznahen Knochen geklebt und über eine spätere Kalibrierung Bandzugkräfte berechnet wurden. Der mögliche Meßfehler erscheint dadurch hoch, daß die Dehnungsmeßstreifen die summarischen Zugeffekte vieler Bandfasern verschiedener Herkunft registrieren, die innerhalb des Bands teilweise helixartig gedrillt verlaufen [128].

Arvidsson u. Eriksson [14] konnten mit Hilfe eines Halleffekttransducers zeigen, daß in vivo in einem soeben rekonstruierten ACL von 30° an mit zunehmender Streckung eine enorm hohe Belastung auftrat, die zum Abbruch des Experiments führen mußte (Abb. 56).

Meglan et al. [159] bestätigten mit ihren Quecksilberdehnungsmeßelementen unseren Kurvenverlauf bis etwa 70° Beugung qualitativ. Für stärkere Flexion fanden sie jedoch noch eine weitere deutliche Dehnungsabnahme.

Noch immer bestehen Diskrepanzen in der Ansicht, wie sich die verschiedenen Bündel des ACL – meist 2 oder 3 – in Relation zueinander verhalten. Wir selbst konnten an 2 Kniegelenken jeweils das anteromediale und das intermediäre Bündel mit Meßzellen bestücken. In 1 Fall waren über den ganzen Flexionszyklus in beiden Bündeln vergleichbare Dehnungsraten zu registrieren. Im anderen Knie störten sich die Ω-Aufnehmer ab 20° mit zunehmender Streckung trotz einer erweiterten Notch-Plastik, so daß einer der Aufnehmer vor einer Zerstörung wieder entfernt werden mußte.

Nach Meglan et al. registrierten alle 4 an verschiedenen ACL-Bündeln applizierten Quecksilberaufnehmer nahezu identische Dehnungswerte [158]. Auch Arai et al. ermittelten gleiche Dehnungsverläufe im anteromedialen und im intermediären Bündel mit Hilfe von Ω-Aufnehmern [8]. Wowk et al. kamen mit Hilfe eines Fadenmodells zu dem Ergebnis, daß alle 3 ACL-Bündel eine ähnliche Dehnungscharakteristik aufweisen [241]. Sie

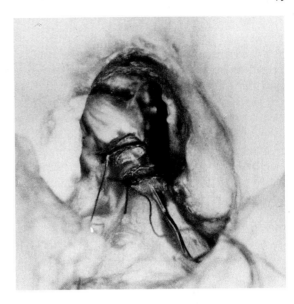

Abb. 56. Halleffekttransducer auf einem soeben rekonstruierten ACL eines 27jährigen Sportlers. (Aus Arvidsson u. Eriksson 1988)

widerlegten damit die früheren Resultate, wonach das vordere eine reziproke Dehnungskurve zum hinteren ACL-Bündel aufweisen sollte [65, 76, 136].

5.3.2 PCL

Die Mittelwertdehnungskurve für das posteromediale Bündel des PCL zeigt einen vorübergehenden Abfall um 1% (absolut) während der ersten 15° Beugung (Initialrotation), um danach langsam aber stetig wieder auf +0,5% (absolut) anzusteigen (Abb. 58). Es finden sich also keine sehr wesentlichen Dehnungsänderungen über den gesamten passiven Beugezyklus, wie auch Brantigan u. Voshell [26], Küsswetter u. Wirth [129] sowie Wang et al. [228] mitteilten. Keine der hier genannten Autoren differenzierten zwischen den verschiedenen Bandbündeln. Diese Unterscheidung gelang jedoch Trent et al. [223] und Hertel [97]. Beide Autoren fanden keine großen Differenzen zwischen den Dehnungen des vorderen und hinteren PCL-Bündels; der relative Dehnungsverlauf entsprach weitgehend unseren Meßergebnissen.

Gänzlich entgegengesetzt sind jedoch die Resultate von Girgis et al. [76] sowie France et al. [65]. Beide Arbeitsgruppen stellten für das hintere PCL-Bündel die größte Beanspruchung in Streckung, die niedrigste in Beugung fest, während sie im vorderen PCL-Bündel einen umgekehrten Dehnungsverlauf beobachteten, wie ihn auch Edwards et al. [50] für das ganze PCL fanden. Die Ursachen für diese konträren Beobachtungen sind wieder in den Meßmethoden begründet: während sich Girgis auf eine Sichtprüfung und Palpation beschränkte und Edwards die etwas überdimensionierten Quecksilberdehnungsmeßelemente der ersten Generation benutzte, gilt für die Meßtechnik von France et al. dieselbe Problematik wie beim ACL. Danach sind die an den knöchernen Bandansätzen gemessenen Spannungen mangels verläßlicher Zuordnungsmöglichkeiten nicht auf die Dehnungen der Bandfaser übertragbar.

5.3.3 MCL

Bei den Dehnungen des MCL ist streng zwischen den einzelnen Bandabschnitten zu unterscheiden: Der ventrale Rand ist anatomisch bei fast allen Präparaten kräftig ausgebildet und sehr gut abgrenzbar (s. Abb. 20 c). Nach dorsal hin wird das Band dünner und ist mit der tieferen Schicht dem medialen Kapselband bzw. dem hinteren Schrägband meist untrennbar verbunden. Der in diesem Abschnitt plazierte Dehnungsmeßaufnehmer (POL, s. Abb. 20 c) zeigte bei allen Knien einen umgekehrten Dehnungsverlauf im Vergleich zum vordersten Seitenbandabschnitt (MCL). Mit diesen Resultaten stimmen die Beobachtungen von Brantigan u. Voshell [26], Hertel [97] sowie Claes et al. [38] vollständig überein.

Arms et al. [11] fanden prinzipiell ähnliche Banddehnungskurven, wobei sie wie Claes [38] zwischen einem vorderen, einem mittleren und einem hinteren Bündel und noch zusätzlich zwischen einer proximalen und einer distalen Meßaufnehmerposition differenzierten. Nach Arms [11] und Arai [8] sollen die Dehnungen im proximalen Bandabschnitt größer als im distalen sein, was jedoch den Daten von Woo et al. [238] widerspricht. In Höhe des Gelenkspalts sind nach Arms [11] die Dehnungsunterschiede zwischen den durchzuspielenden Lastfällen jedoch am besten erkennbar.

5.3.4 LCL

Das LCL weist die einfachste Konstruktionsform mit einem einzelnen, meist runden oder etwas flacheren Bündel auf und läßt sich immer gut gegen die umgebenden Weichteile abgrenzen. Unterschiede in der angewendeten Meßtechnik der Autorenmehrheit [11, 26, 38, 50, 97, 129, 228] wirkte sich daher nicht gravierend auf die Resultate aus. In Übereinstimmung mit diesen Autoren finden sich ein degressiver Dehnungsverlauf von Extension bis 70° Flexion und bei weiterer Beugung unverändert keine Dehnungen mehr. Bis 70° Flexion sind die Dehnungswerte von LCL und POL nahezu identisch.

5.4 Bedeutung der Muskulatur für die Beanspruchung der Bänder

Den größten Einfluß auf die Dehnungen des ACL übt die Simulation des Quadrizeps aus. Dieser führt zwischen 10 und 70° Beugung zu einer signifikanten Dehnungszunahme mit einem Maximum bei ca. 30° in Höhe von 3% absolut. Damit sind etwa 60% der physiologischerweise in Bändern auftretenden Dehnungen von 5–6% absolut erreicht [38, 226, 240]. Während die ischiokrurale Muskelgruppe und der Gastrocnemius allein keine Dehnungsänderungen im ACL bewirken, können sie zusammen die stressende Wirkung des Quadrizeps auf etwa die Hälfte reduzieren (Abb. 57). Bei simultaner Anspannung aller knieübergreifenden Antagonisten verbleibt eine erhöhte Dehnungsbelastung für das ACL zwischen 20 und 50° Beugung von etwa 2% absolut, was etwa einer Verdoppelung (!) der Ausgangsdehnung bei 15° Beugung entspricht. Damit können die Kniebeuger eine nahtgefährdende Wirkung auf einen chirurgisch versorgten Kreuzbandriß nicht verhindern. Bei einer Kniebeugung von 80° und mehr führt die Quadrizepsaktivität mit oder ohne simultanem Beugerzug zu einer leichten Dehnungsminderung des ACL (Abb. 57).

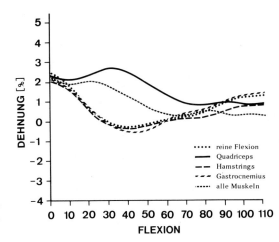

Abb. 57. Beeinflussung der ACL-Dehnungen durch die verschiedenen Muskelgruppen

Diese Ergebnisse stehen in völliger Übereinstimmung mit den Arbeiten von Arms [9] und Renström [193]. Auch diese Autoren fanden eine Dehnungszunahme im ACL bei isoliertem Quadrizepszug (mit 4fach höherer Zugkraft von 400 N) in der signifikanten Größenordnung von 5% absolut unterhalb 45° Beugung. Ihre Simulation der Hamstrings bewirkte eine geringe Dehnungsminderung bis 60° Flexion und konnte einen signifikanten Dehnungsanstieg im ACL durch Quadrizepsaktivität zwischen 0 und 30° Beugung nicht verhindern. Dies gilt auch für eine methodische Differenzierung zwischen isotonischem und isometrischem Quadrizepszug.

Auch Paulos et al. [190] fanden bei Messungen der Bandkräfte durch den Quadrizepszug eine Mehrbelastung des ACL in Streckung von 250% (relativ), More et al. [164] eine von 200% (relativ). Als Schlußfolgerung zogen diese Autoren hieraus ein totales oder weitgehendes Quadrizepstrainingsverbot in den ersten 12 postoperativen Wochen oder ein Quadrizepstraining erst ab 60° oder mehr Beugung [9].

Durch weitere In-vitro-Dehnungsmessungen [159, 241], intraarthroskopischen ACL-Dehnungs- und Kraftmessungen [93], elektromyographischen Untersuchungen in Kombination mit einem Rechenmodell [242, 243] und klinische Studien [213] ließ sich die dehnungserhöhende Wirkung einer Quadrizepsaktivität auf das ACL bestätigen. Für die klinische Anwendung empfiehlt sich daher die strikte Vermeidung von aktivem Quadrizepstraining zwischen 0 und 50° Beugung.

Auf das PCL finden sich im wesentlichen umgekehrte Auswirkungen des Muskelzugs, wenn auch nur in halb so großem Ausmaß wie für das ACL. Der Quadrizeps reduziert die PCL-Dehnungen zwischen 10 und 80°, während sie durch die Gastrocnemiusaktivität zwischen 30 und 110° erhöht werden. Eine kombinierte Muskelfunktion bewirkt keine wesentlichen Dehnungsänderungen im PCL bis 60° Beugung, danach eine Zunahme um ca. 1% (absolut). Für die Rehabilitationsmaßnahmen in der Klinik darf daraus gefolgert werden, daß nach PCL-Verletzungen intensives Quadrizepstraining in einem Bewegungsumfang zwischen 10 und 80° Beugung vorteilhaft ist. Bei höheren Beugegraden als 30° wirkt sich ein forciertes Gastrocnemiustraining eher ungünstig aus (Abb. 58).

Die Dehnungen des vorderen Anteils des Innenbands bleiben durch Quadrizeps-, Hamstring- oder eine kombinierte Muskelaktivität weitgehend unbeeinflußt. Lediglich dem Ga-

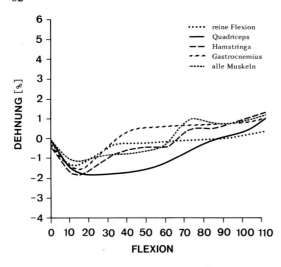

Abb. 58. Dehnungskurven des PCL unter Muskeleinfluß

strocnemius dürfte eine geringe entspannende Wirkung ab 20° Beugung zufallen (Abb. 59).

Die von White und Raphael [232] beschriebene Dehnungsabnahme bei einem Patellazug mit 90–320 N ließ sich nicht nachvollziehen. Sie verwendeten jedoch große und steife Dehnungsmeßaufnehmer, wodurch die Bandeigenschaften der zudem wesentlich älteren Kniegelenke stark beeinflußt wurden. Küsswetter u. Wirth [129] beobachteten einen geringen Einfluß des Quadrizeps auf die Seitenbanddehnungen in Form eines verzögerten Dehnungsabfalls während der ersten 40 Beugegrade.

Das POL wie auch das LCL werden in ihrem Dehnungsverhalten durch die Muskulatur nicht beeinflußt. Dies ist leicht verständlich, da in beiden Bändern die Dehnungen kontinuierlich stark abnehmen und somit genügende Reserven gegen Muskelspannungen zur Verfügung stehen. Wie über das PCL, so finden sich auch über das hintere Schrägband und das LCL nur spärliche Angaben über ihr Dehnungsverhalten unter Muskeleinfluß.

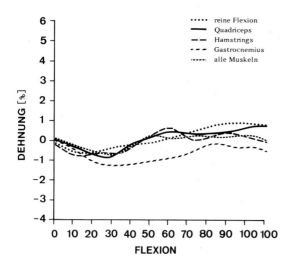

Abb. 59. Dehnungskurven des MCL unter Muskeleinfluß

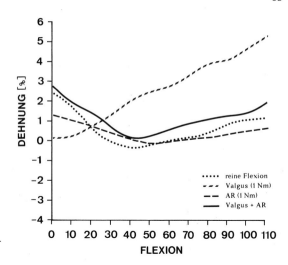

Abb. 60. Einfluß von Valgus und Außenrotation (AR) auf ACL

5.5 Die Auswirkungen äußerer Kräfte auf die Banddehnungen

Diejenigen äußeren Kräfte und Momente, die um die sagittale Drehachse auf das Kniegelenk einwirken, haben die größte Wirkung auf das ACL. So wird durch Valgusstreß das ACL bis 20° Beugung zwar minder beansprucht, danach steigen die Dehnungen im ACL jedoch rapide bis auf 5,5% absolute Dehnung an. Dies bedeutet bei 110° Beugung eine 6fache Dehnung gegenüber rein passiver Beugung (Abb. 60).

Reine Außenrotation beeinflußt das ACL nur wenig und hilft in Kombination mit einem Valgusstreß dessen fatale Wirkung erheblich zu reduzieren. Dies ist insofern von wesentlicher klinischer Bedeutung, da das Valgus-Flexions-Außenrotationstrauma den häufigsten Unfallmechanismus für das Knie darstellt (z.B. Preßschlag beim Fußball, Auseinanderlaufen der Skier mit Frontalsturz). Ohne die lindernde Wirkung der Außenrotation auf das valgusgestreßte ACL wäre dieses wohl noch verletzungsanfälliger. In völliger Übereinstimmung mit diesen Ergebnissen fand Arai [8] unter Verwendung von Ω-Dehnungsmeßaufnehmern durch Valgusstreß zwar um 6% (absolut) höhere Dehnungen im ACL in Neutral- und Innenrotation aber eine Nulldehnung bei einem Valgus-Außenrotationsmoment. Auch Arms et al. [9] beobachteten bei Valgusstreß in maximaler Flexion mit 6% (absolut) die höchsten Werte, ebenso wie Meglan et al. [158] und Müller [168] (vgl. Abb. 6). Bei diesen Autoren konnte eine zusätzliche Quadrizepssimulation ebenfalls die erhöhten ACL-Dehnungen durch einen Valgusstreß nicht verhindern. Daraus ergibt sich als zwingende Folgerung für die Rehabilitation nach einer ACL-Verletzung, daß ein Valgusstreß zuverlässig vermieden werden muß, da er durch keinerlei Muskelaktivität kompensiert werden kann. Die Kombination von Valgus- und Außenrotationsstreß scheint für das ACL gegenüber einer reinen Valgusbelastung weniger gefährlich zu sein (Abb. 60). Dem entspricht klinisch die Rupturequenz bei Rotationstraumen: Hinteres Schrägband mit Semimembranosuseck, MCL, ACL [168]. Die biomechanische Erklärung hierfür ist die Entlastung der Kreuzbänder durch das Auseinanderwickeln bei Außenrotation (vgl. Kap. 2.1.2 und Abb. 5).

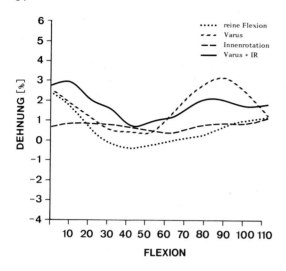

Abb. 61. ACL: Varus und Innenrotation (IR)

Kapandji [120] und Müller [168] beschreiben eine Dehnungsabnahme im ACL bei Außenrotation, während Girgis [76] und Wang [228] dort eine Zunahme beobachteten. Arms et al. [9] fanden eine leichte Dehnungserhöhung bis 65° und eine Reduktion bei weiterer Beugung, woraus ein unseren Ergebnissen sehr ähnlicher Kurvenverlauf resultiert.

Varusbelastung führt ebenfalls zu erhöhten Dehnungen im ACL, insbesondere bei zunehmender Flexion nach 60° bis zu einem Maximum von 3,5% absolut, (entsprechend 350% relativ) (Abb. 61). Auch Arms et al. [9] fanden erhöhte Dehnungen im ACL bei Varusbelastung über den gesamten Beugungsumfang. Gleiche Beobachtungen werden von Meglan et al. [158] beschrieben.

In unseren Messungen bewirkt die Innenrotation während der ersten 15 Beugegrade reduzierte Dehnungen im ACL und zwischen 20 und 80° Beugung eine 1%ige (absolut) signifikante Dehnungszunahme. Die große Autorenmehrheit [9, 43, 71, 122, 129, 158, 168, 223, 228] fand ebenfalls eine meist wesentliche Mehrbelastung des ACL in Innenrotation. Die Kurvencharakteristik war dabei jedoch häufig etwas unterschiedlich. Dies läßt sich zwanglos mit den großen interindividuellen Schwankungen erklären, da die Ausgangssteifigkeit der einzelnen Leichenkniegelenke sehr unterschiedlich war und die geprüften Kollektive fast immer zu klein für statistische Aussagen sind.

Die um 2% (absolut, entsprechend relativ 80%) verminderten Dehnungswerte zwischen 0 und 20° Flexion entsprechen einer Entlastung des ACL während der automatischen Schlußrotation. Die Kombination von Varus- und Innenrotationsbelastung – klinisch ebenfalls ein relativ häufiger Unfallmechanismus – addiert die nachteiligen Effekte beider Einzelbelastungen, so daß letztlich gegenüber der reinen Flexionskurve eine um 1–1,5% absolut (entsprechend relativ 150% bei 20°) parallel nach oben verschobene Dehnungskurve resultiert (Abb. 61). Zusätzliche simultane Aktivität aller Muskelgruppen senkt die Dehnungsbeanspruchung im ACL ab 60° um 2% bei 80° absolut (entsprechend 200% relativ) markant.

Die Dehnungen des PCL werden durch äußere Belastungen vergleichsweise weit weniger beeinflußt. Valgusstreß führt zu einer 1%igen absoluten (entsprechend 50% relativ) Mehrbelastung über den ganzen Flexionsumfang, während eine Außenrotation bis 60°

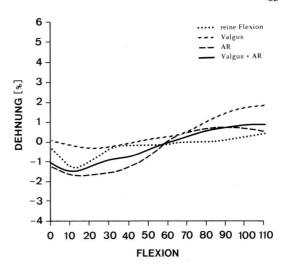

Abb. 62. PCL: Valgus und Außenrotation (AR)

entlastet und darüber hinaus geringfügig mehrbelastet. Die Kombinationswirkung aus Valgusstreß und Außenrotation entspricht nahezu einer Mittelwertkurve aus den beiden Einzelbelastungen Innenrotation und Varusbelastung (Abb. 62). Deren Kombination und die zusätzliche Muskelaktivität veränderten die Dehnungswerte der reinen Flexion kaum. Zwar findet sich hier ein Widerspruch zu den Ergebnissen von Wang [228], Trent [223] und Girgis [76], jedoch stützen sich die genannten Autoren ausschließlich auf indirekte Meßmethoden. Hingegen fand Hertel [97] für das posteromediale Kreuzbandbündel einen unseren Ergebnissen sehr ähnlichen Dehnungsverlauf für die Außen- wie die Innenrotation.

Das MCL erfährt durch eine Valgusbelastung über den ganzen Flexionsverlauf eine signifikante Dehnungszunahme von ca. 2% (absolut). Reine Außenrotation vermindert bis 45° und erhöht erst bei weiterer Beugung signifikant die MCL-Dehnungen; der kombinierte Valgus-Außenrotationsstreß bewirkt etwas geringere Dehnungen als die reine Valgusbelastung (Abb. 63). Daß ein Valgusstreß zur Innenbanddehnung führt, ist leicht zu verstehen und wird von allen Autoren auch so beschrieben [11, 38, 120, 122, 129, 168, 228, 232] (vgl. Abb. 6).

Varusstreß und/oder Innenrotation beeinflussen hingegen die MCL-Dehnungen nur unwesentlich.

Das hintere Schrägband erfährt ebenfalls durch Valgusstreß eine erhebliche Mehrdehnung während des gesamten Beugezyklus mit einem Maximum von 4% absolut (entsprechend relativ 180%) bei 30° Flexion. Alle anderen Lastfälle bewirken keine relevanten Dehnungsänderungen im POL (Abb. 64).

Das LCL wird durch Varus- und mehr noch durch die kombinierte Varus- und Innenrotationsbelastung von 10 bis 70° bis zu 2% absolut mehr gedehnt (entsprechend 500% bei 30°, Abb. 65). Eine ausschließliche Innenrotations-, Außenrotations- oder Valgusbelastung ändern die LCL-Dehnungen nicht wesentlich. Während Hertel [97] wesentlich höhere Dehnungen bei Außen- und Innenrotation fand, finden sich unsere Resultate in Einklang mit Wang [228] und Arms [10].

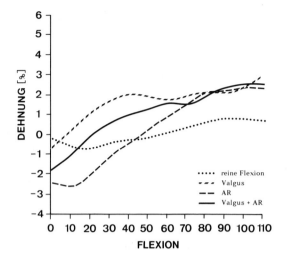

Abb. 63. MCL: Valgus und Außenrotation (AR)

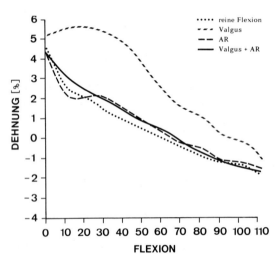

Abb. 64. POL: Valgus und Außenrotation (AR)

5.6 Banddehnungen nach Läsion von ACL und MCL

Nach Butler et al. spielt das ACL die Rolle des Primärstabilisators mit 86% Anteil an der Gesamtstabilität nach vorne [33]. Von den in dieser Arbeit genannten 4 sekundären Stabilisatoren (Tractus iliotibialis, mediale und laterale Kapsel sowie beide Kollateralbänder) konnten die beiden Seitenbänder und zusätzlich das hintere Schrägband in ihrem Dehnungsverhalten nach Durchtrennung des ACL beurteilt werden (vgl. Kap. 4.2). Danach sind als wesentliche Auswirkungen eine Mehrdehnung des MCL vom 1,5% absolut (entsprechend relativ 250% bei 30°) bis 70° Beugung bei kombinierter Valgus- bzw. Außenrotationsbelastung und eine Dehnungsminderung im PCL ab 30° Flexion bei Varus- bzw. Innenrotationsstreß zu verzeichnen.

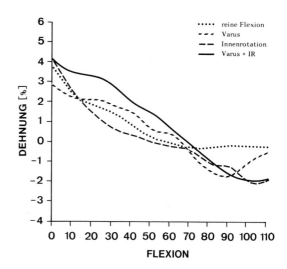

Abb. 65. LCL: Varus und Innenrotation (IR)

Alle übrigen geprüften Lastfälle einschließlich Simulation der Muskulatur veränderten die Dehnungen der „sekundären Stabilisatoren" gegenüber ihrem Verhalten bei intakten Bändern nicht. Bei „physiologischen" Belastungen sind somit die sekundär stabilisierenden Bänder bei einem fehlenden ACL nicht überfordert. Bei Auslösung einer vorderen Schublade, entsprechend also etwa einem Bergabgehen, ist mit einer Mehrdehnung im MCL nach Arai [8] von 2% (absolut) zu rechnen. Die klinischen Folgen nach rupturiertem ACL, die mit dem Begriff „Syndrom des vorderen Kreuzbands" [57] und „anterior cruciate deficient knee" [58] beschrieben wurden und in der Folge zu Meniskusläsionen, progredienter Insuffizienz des übrigen Kapselbandapparats und zu Arthrose führen, werden durch diese experimentelle Analyse von Arai [8] untermauert.

Fischer et al. [64] konnten die enge funktionelle Beziehung zwischen MCL und hinterem Schrägband nachweisen: Eine Längsdurchtrennung der Verbindungsfasern zwischen beiden Bändern beeinflußte ihre Dehnungen kaum. War aber das ACL defekt, so resultierte ein Dehnungsanstieg nur im MCL von 9%. Die Autoren vertreten die Hypothese, daß beide Bänder trotz inniger anatomischer Beziehung funktionell voneinander unabhängig arbeiten.

5.7 Beurteilung der Banddehnungen nach Bandersatz

In den vorgestellten Untersuchungen fand ein alloplastischer Bandersatz des ACL und des MCL durch Kohlenstoffaserbandprothesen Anwendung, wie sie klinisch in Ulm über Jahren üblich war [31, 32]. Die Kohlenstoffaserbandplastik ist ein klinisch bewährtes Verfahren und wurde deshalb als Beispiel für einen alloplastischen Bandersatz gewählt. Lediglich die Bandfixationstechnik wurde zur Anwendung am Leichenkniegelenk modifiziert, da eine biologische Fixierung in den Bohrkanälen ja nicht erfolgen konnte und eine initiale Belastbarkeit der Bandansätze notwendig war. Mit der beschriebenen Dübel- und Schraubentechnik ließ sich eine zuverlässige Verankerung erzielen. Im Gegensatz zu polymeren Kunststoffbändern zeigt die Kohlenstoffaser kein Kriechverhalten, die minimalen Deh-

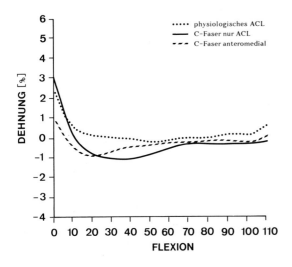

Abb. 66. ACL: Kohlenstoffaserbandplastik an einem Einzelknie

nungen der Einzelfaser selbst sind reversibel. Nach Flechtung zu einem Kunstband mit zusätzlicher Kollagenbeschichtung weist es eine Dehnungsfähigkeit von 1,14% bei einer Zugbelastung von 300 N [39] auf.

Im Vergleich zu physiologischen Banddehnungen in der Größenordnung bis 5% sind damit für das Kunstband in dem vorgestellten Versuchsaufbau auch nur verminderte Dehnungen zu erwarten. So sind die in Streckstellung niedrigeren Dehnungen in der ACL-Bandprothese nach alleinigem oder Doppelbandersatz verständlich (s. Abb. 45–47). Eine weitere Ursache für die niedrigeren Dehnungen gegenüber dem gesunden ACL gerade während der ersten 20 Beugegrade mag durch die schwierig zu bewerkstelligende Implantation unter Spannung bedingt sein. Wird eine Bandprothese nämlich nach Vorspannung fixiert und das Knie anschließend durchbewegt, so kommt es zu einer initialen Bandlängenänderung durch die ersten Belastungen, die auf eine Verschiebung der Fasern gegeneinander zurückzuführen ist [39].

Dieses Dehnungsverhalten war jedoch nicht bei allen Präparaten zu beobachten. Vielmehr zeigte sich bei 3 von 8 Einzelknien eine ACL-Dehnungskurve nach C-Faserbandplastik, die durchaus der Charakteristik des natürlichen Bands entspricht (Abb. 66). Analoges gilt für den C-Faserbandersatz des MCL (vgl. Abb. 47 und 48).

An 2 Kniegelenken wurde anstelle eines Kohlenstoffaserbands ein distal gestieltes Patellarsehnentransplantat aus dem ventralen Drittel als ACL-Ersatz verwendet und durch analog gebohrte Kanäle geführt. Dabei zeigte sich ein nahezu identischer Dehnungsverlauf in Kohlenstoffaser- und Patellarsehnenersatzband (Abb. 67). Auch hier traten in Extension niedrigere Dehnungen als im intakten ACL auf. Arms et al. [9] konnten in einer Patellarsehnenbandplastik ähnliche Dehnungen wie im nativen Kreuzband messen, wobei sie größere Abweichungen zwischen der ersten und der letzten Messung beobachteten. Sie führten diese auf Änderungen der Gewebesteifigkeit zurück und begründeten sie durch die verschiedenen mechanischen Eigenschaften von Sehne und Band [226].

Neben einem rein autogenen und einem alloplastischem Bandersatz stellt die Patellarsehnenaugmentationsplastik mit einem geflochtenen Polypropylenband (LAD)[121, 154] eine klinisch relativ weit verbreitete Behandlungsmethode bei chronischen Kreuzbandde-

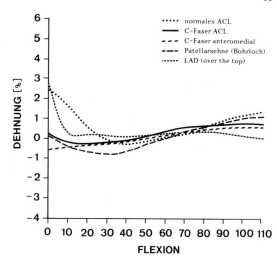

Abb. 67. ACL: Verschiedene Bandplastiken

fekten dar. Nach der Originalmethode wird das geflochtene Kunststoffband in einen distal
gestielten Patellarsehnenstreifen mit dicht liegenden Einzelknopfnähten ein- und danach
rundgenäht (vgl. Abb. 29), durch ein tibiales Bohrloch zur Eminentia intercondylaris geleitet und dann durch das Kniegelenk nach dorsolateral „over the top" zum lateralen Femurkondylus gezogen und dort fixiert. Dabei wird das Kunststoffband nur proximal knöchern befestigt und übernimmt durch die engmaschige Befestigung am Patellarsehnenstreifen von diesem Kräfte bzw. Dehnungen. Andere Autoren ziehen eine zusätzliche distale
Fixation des Kunststoffbands vor [130], die dann aber nach einigen Wochen meist wieder
gelöst wird. Dadurch läßt sich nach Revitalisierung der Sehne eine bessere funktionelle
Anpassung an die geforderten Bandfunktionen erzielen. Wir konnten an 2 in der Originalmethode von Kennedy [121] behandelten Kniegelenken in dem ersetzten Band Dehnungen
beobachten, die ab 20° Flexion denen der anderen Bandersatzmethoden entsprechen. In
voller Streckstellung ließen sich normal hohe Dehnungswerte beobachten, was jedoch an 2
untersuchten Knien nicht statistisch absicherbar ist (Abb. 67).

Die 3 hier geprüften LAD-Fixationstechniken weisen ab 40° Flexion keine Unterschiede in den Dehnungen auf (vgl. Abb. 52). Während der ersten 20–30 Beugegrade sind
sie jedoch erheblich: Eine proximale und distale Fixation des Polypropylen-LAD verhindert meßbare Dehnungen im Patellarsehnentransplantat (ausschließlich auf diesem ist der
Meßaufnehmer befestigt). Daß sich nach Lösung der distalen LAD-Fixation höhere Dehnungen in Streckung zeigten als nach zusätzlicher Öffnung aller Knoten, ist möglicherweise dadurch bedingt, daß die Patellarsehne beim Aufnähen des LAD nicht zwischen allen Knoten gleichermaßen gespannt war. Dies war bei einem der beiden Kniegelenke der
Fall. Das andere zeigte hingegen einen eindeutigen Trend: Nach distaler Lösung des LAD
erhöhte sich in Extension die Dehnung im Sehnentransplantat um 2% (absolut), nach Lösung aller Knoten um weitere 2% (absolut). Die höchste „stress protection" für das Sehnentransplantat wird somit durch eine beidseitige LAD-Fixation bewirkt. Wird diese klinisch so ausgeführt, was im Rahmen einer Revitalisierung in der frühen Einheilungsphase
durchaus zweckmäßig sein kann [24], so sollte eine Fixationsseite jedoch nach ca. 3 Monaten gelöst werden. Nur durch die stufenweise Mehrbelastung kann eine strukturelle An-

passung des Sehnenstreifens mit einer partiellen Adaptation an die biomechanischen Eigenschaften eines natürlichen Kreuzbands erfolgen.

5.8 Die Wahl des Ursprungsortes

Die Wahl des femoralen Ursprungsortes eines Ersatzbands übt einen ganz wesentlichen Einfluß auf die „Isometrie", d.h. auf die Kraft- und Dehnungsbeanspruchung eines Bandersatzes aus [13, 75, 84, 89, 95, 102, 180, 227]. Die Lokalisation der tibialen Insertion ist hingegen für die Banddehnungen von nachrangiger Bedeutung [84, 95, 180].

Für eine Überprüfung dieser Angaben mit unserer Dehnungsmeßtechnik wurde an 2 Kniegelenken eine distal gestielte Patellarsehnenplastik als Ersatz für das ACL gewählt. Ein knöchern am Ursprung ausgelöstes, intaktes ACL stellt ein ungeeignetes Versuchsobjekt dar, da seine Länge konstant bleibt und in der klinischen Praxis niemals als Bandersatz zur Verfügung steht. Ein distal gestielter Patellarsehnenstreifen hat überdies den Vorteil, nur am proximalen Ende fixiert werden zu müssen, was einer Reduktion von Fehlermöglichkeiten gleichkommt.

Es zeigt sich, wie auch schon in Abschn. 7 erläutert, daß die relativ hohen Normaldehnungen in Extension in den Patellarsehnentransplantaten nicht auftraten, obwohl diese bei der Implantation manuell maximal in 30° Beugung angespannt und in dieser Stellung mit einem Bandrefixationsplättchen fixiert wurden. Für das „over the top" geführte", wie für das durch ein „isometrisches" Bohrloch geleitete Patellarsehnentransplantat zeigten sich bis 60° Flexion identische Kurvenverläufe (vgl. Abb. 49). Von dem 5 mm zu weit ventral inseriertem Band waren hingegen bis 60° Beugung nochmals um 1,5% (absolut) signifikant niedrigere Dehnungen abzugreifen. In voller Beugung imitiert das korrekt plazierte Sehnentransplantat die Dehnungen des natürlichen Bands, während das „over the top" geführte schlaff wird. Das zu weit ventral inserierte Band spannt sich in Beugung stark an und erfährt Dehnungen bis 4% absolut (entsprechend 500% relativ). Zwangsläufig muß so diese Insertionswahl zu höheren Kräften in Patellarsehnenstreifen und damit zu einem „Ausleiern" führen. Dadurch muß mit einer weiteren Erschlaffung in den für den physiologischen Gebrauch wichtigeren streckungsnahen Gelenkstellungen gerechnet werden.

Arms et al. [9] hatten an 2 Kniegelenken eine Patellarsehnenbandplastik in analoger Weise distal gestielt präpariert, jedoch proximal 10 mm ventral des physiologischen Ursprungs durch ein Bohrloch inseriert. Sie fanden über den gesamten Beugezyklus eine zunehmend erhöhte Dehnung gegenüber dem normalen ACL bis zu einem Maximum von 7% (absolut) in voller Beugung und bestätigen damit vollkommen unsere Daten.

Für die klinische Anwendung ist daher eine – leider häufig vorkommende – zu weit ventrale Positionierung des femoralen Bohrlochs zwingend zu vermeiden, möglichst durch die Anwendung eines entsprechend geeigneten Zielgeräts. Mit einer „isometrischen" Position des femoralen Bohrlochs sind die Voraussetzungen für möglichst physiologische Dehnungen im Ersatzband am ehesten gegeben. Eine Bandführung „over the top", die die extremste Form einer zu weit dorsalen Insertion darstellt, kann in Extensionsstellung des Kniegelenks möglicherweise zu hohe Dehnungswerte und damit ein Nachdehnen des ersetzten Bands provozieren. Es ist dann in Flexion in jedem Fall zu locker und kann die Stabilität hier nicht mehr gewährleisten. Neben der geometrisch veränderten Ursprungsposition stellt die größere freie Bandlänge eine weitere Ursache für eine größere Bandlängenänderung dar.

Die Resultate der vielfältig angewendeten Fadenmodelle bezüglich der günstigsten Bandinsertionen [75, 84, 89, 102, 227] werden durch die beschriebenen Ergebnisse der indirekten Banddehnungsmessung vollständig bestätigt. Mit O'Brien et al. [180] ist hierfür der anterosuperiore Rand des natürlichen Ursprungs an der Außenwange der Fossa intercondylaris als günstigste Lokalisation zu wählen. Inwieweit ein „Preconditioning" – d.h. nach O'Brien et al. [181] ein Vorspannen des Bands unter höherer Last als es später tragen muß und ohne vor der endgültigen Fixierung die Kraft nochmals auf 0 absinken zu lassen – ein Ersatzband an seine spätere Beanspruchung noch besser adaptieren kann, ist erst nach weiteren Untersuchungen zu entscheiden. Auch ist noch nicht geklärt, ob ein Ersatzband unter axialer Belastung oder ersatzweise in 8° Innenrotation angespannt und fixiert werden soll, wie es Haynes et al. [90] fordern.

Lewis et al. [139] ermittelten mit der Buckle-transducer-Technik die in einem LAD entstehenden Kräfte in 5 verschiedenen femoralen Bohrlochlokalisationen. Die zu weit ventrale Lokalisation führt auch nach diesen Untersuchungen zu einer erheblichen Mehrbelastung des Bands um einen Faktor 4, während eine 5 mm zu weit dorsale Insertion eine Senkung der Bandkräfte auf die Hälfte bewirkt. Zu den selben Ergebnissen gelangen Blankevoort u. Huiskes, die mit einer mathematischen Simulation passiver Kniegelenkbewegungen eine um 5% (absolut) signifikant erhöhte Dehnung bei zu weit ventraler femoraler Insertion und eine 4,5% ige (absolut) Dehnungsminderung bei zu weit dorsaler Insertion in Knieflexion errechneten [21].

5.9 Beurteilung der Stabilitätsmessungen

Die Konstruktion des Kniebelastungssimulators erlaubte durch die Horizontalführung des Motorschlittens auch Messungen von Translationsbewegungen in a.-p.-Richtung. Dies war jedoch konstruktionsbedingt nur möglich, wenn der Knieflexionswinkel auf 90° eingestellt wurde. In dieser Stellung konnte mit einer an der Tuberositas tibiae angebrachten Zugvorrichtung senkrecht zur Tibiaschaftachse gezogen und eine vordere Schublade ausgelöst werden. Im Schrifttum werden zwar häufig vordere Schubladenmessungen auch in 0–45° Beugung empfohlen [33, 71, 104, 174, 222]. Die meisten Untersucher prüften jedoch auch die vorderen Schubladen in 90° Flexion [1, 33, 70, 71, 119, 174, 175, 198, 222]. Die maximale Instabilität soll zwischen 15 und 45° Flexion meßbar sein [1, 71, 146, 174]. Die angewendeten Zugkräfte variieren bei diesen Autoren zwischen 25 und 224 N.

Die hier gewählte Zugkraft von 40 N zur Auslösung einer vorderen Schublade reichte vollständig aus, um das reibungsarm gelagerte Kniegelenk nach Maßgabe der Kniebandlaxität zu dislozieren. Die Größe der Zugkraft wurde auf 40 N begrenzt, da auch die eingeleiteten Muskelkräfte auf 10% der von Röhrle [197] berechneten Daten reduziert waren.

In Neutralrotation lagen die Mittelwerte der vorderen Schubladen an 8 intakten Kniegelenken bei 2,9 mm. Sie liegen damit in der gleichen Größenordnung wie in den Kollektiven von Nielsen [174] und Furman [71] mit jeweils 2 mm und von Sullivan [217] mit 3 mm. Die hierbei auftretenden Dehnungen betragen nach Meglan [158] 8% bei einem Schubladenzug von 40 N und 3,5% nach Arai [8].

Eine Durchtrennung des ACL vergrößerte die vordere Schublade auf 6 mm, also auf das Doppelte. Bei Nielsen [174] , Fukubayashi [70], Furman [71] und Sullivan [217] fand sich ebenfalls eine Verdoppelung der vorderen Schublade bei durchtrenntem ACL (vgl. Abb. 54).

Wurde zusätzlich zum ACL auch das MCL durchschnitten, was nach Rong [198] dem häufigsten Verletzungstypus entspricht, so vergrößerte sich die mittlere vordere Schublade auf einen 4,7fachen Wert. Auch hier stimmt die Größenordnung mit den Ergebnissen von Sullivan [217] und Nielsen [174] sehr gut überein. Ein Kohlenstofffaserband als Ersatz für das ACL oder als anteromedialer Bandersatz ließ die vordere Schublade wieder signifikant ($p < 0,01$) auf die Ausgangswerte des intakten Kniegelenks schrumpfen. Damit kann in 90° Beugung eine mechanische Kniestabilisierung wieder erreicht werden.

In Außen- wie in Innenrotation waren alle Schubladenwerte verringert. Dies bedeutet insbesondere nach Durchtrennung von ACL und MCL, daß die hierdurch verursachte anteromediale Rotationsinstabilität sich so lange noch in Grenzen hält, wie die dorsomediale Kapselschale intakt bleibt. Die Relation der Schubladenwerte untereinander (intakter Bandapparat, Läsion des ACL oder zusätzlich des Innenbands) zueinander, bleibt auch für die beiden anderen Rotationsstellungen des Kniegelenks gegenüber der Neutralrotation unverändert. Dies steht in teilweisem Widerspruch zu Rong [198], der nach Durchtrennung von ACL und MCL eine vordere Schublade zwar in Neutral- und Außenrotation, nicht jedoch in Innenrotation beobachten konnte. Auch nach Durchtrennung des ACL allein beobachtete er keine vermehrte vordere Schublade, unabhängig von der Rotationsstellung im Knie. Diese, den vorgenannten Autoren widersprechenden Ergebnisse, sind möglicherweise auf die auf Röntgenbildern basierende Meßtechnik zurückzuführen.

Alle Muskeln, einzeln oder in Kombination simuliert, reduzierten unabhängig von der Rotationsposition die vordere Schublade (vgl. Abb. 55). Unabhängig von ihrer spezifischen Zugrichtung führten die einzelnen Muskeln zu einer axialen femorotibialen Belastungskomponente. Eine axiale Belastung bewirkt aber eine Erhöhung der Steifigkeit bzw. Abnahme der Laxität, so daß die Muskulatur über diesen Mechanismus stabilisierend auf das Kniegelenk einwirkt [1, 90, 104, 147, 198].

Aufgrund der spezifischen Zugrichtung wird die vordere Schublade durch die ischiokrurale Muskelgruppe oder den Gastrocnemius auf weniger als die Hälfte reduziert. Noch wesentlich ausgeprägter ist der Muskeleffekt aber bei instabileren Ausgangslagen, wie beispielsweise bei durchtrenntem ACL und MCL. Durch die Simulation der aktiven Stabilisatoren läßt sich in Rechtwinkelstellung des Knies derselbe Stabilitätsgrad wie bei intakten Bandverhältnissen erreichen. Die zugrundeliegenden Muskelzugkräfte wurden von Röhrle [197] für eine Belastungsspezialfall, die Zweibeinkniebeuge, errechnet. Für den Quadrizeps sind dies bei 90° Beugung rund 1200 N (Abb. 22). Nach Grood [83] beträgt die Kraft im Quadrizeps für den Lastfall der Kniestreckung aus der Horizontalen für das Bein mit zusätzlichem Fußgewicht durchschnittlich 700 N. Mangels weiterer konkreter Daten über die wirksamen Muskelkräfte wurden die von Röhrle errechneten Daten zugrunde gelegt. Aus technischen Gründen konnten jedoch nur 10% der berechneten Muskelkräfte über Seilzüge und Schrauben auf den Knochen übertragen werden, da diese bei 300–400 N Zugkraft in Vorversuchen teilweise ausgerissen waren. Der hierdurch bedingte Fehler erscheint jedoch tolerabel, da in ausgiebigen Vorversuchen mit 5, 10 und 20% der berechneten Kräfte die erzielten Schubladenwerte einander annähernd proportional waren und weniger als 15% streuten. Damit sind die Resultate von Ahmed [1], wonach die Größe einer vorderen Schublade linear von der Höhe der auslösenden Kraft abhängig ist, auch auf die Muskelkräfte und ihre Wirkungen übertragbar. Jedoch kann Ahmed's Feststellung einer linearen Kraft-Schubladen-Relation erst dann gelten, wenn die initiale „Ausgangslaxität" überwunden ist. Diese zeigt sich in Form eines mehr oder weniger ausgeprägten „Spiels" bei allen untersuchten Kniegelenken unabhängig von Alter oder Herkunft.

5.10 Auswirkungen und Schlußfolgerungen für die klinische Anwendung

Als gesichert darf heute gelten, daß bei reiner passiver Beugebewegung des Kniegelenks in allen Ligamenten nur relativ geringe Dehnungen und Kräfte auftreten. Von Streckstellung bis zu einer Beugung von 20° sind sie dennoch für das ACL und bis 50° für das hintere Schrägband sowie das Außenband relevant erhöht. Eine Kniebewegung in diesen Bereichen kann im Rahmen der postoperativen Nachbehandlung eine Bandnaht gefährden. Gleiches gilt für das ACL und das MCL für eine Beugung über 70°. Das PCL reagiert während eines Bewegungsumfangs zwischen Streckung und Rechtwinkelbeugung nicht mit einer Dehnungserhöhung.

An äußeren Kräften und Momenten wirken sich Valgusbelastung sowie Varus- und/ oder Innenrotationsstreß signifikant dehnungserhöhend aus und sind damit postoperativ strikt zu vermeiden. Dies gilt insbesondere auch für eine Translatationsbewegung der Tibia nach vorne, wie sie etwa beim Bergabgehen auftritt und durch Lachmann- oder vorderen Schubladentest imitiert wird [8, 9, 93]. Eine postoperative Vollbelastung ist daher kritisch zu beurteilen.

Es ist unrealistisch und auch nicht wünschenswert, in der Nachbehandlung die Muskelaktivitäten außer Acht zu lassen. Jedoch besteht die einhellige Ansicht, daß aktive Quadrizepsanspannung in Kniestreckung bis zu einer Beugung von etwa 50° eine Naht des ACL kompromittiert. Ein Übungsprogramm muß daher auf ein Quadrizepstraining in Beugestellung und insbesondere auf eine intensive Beugemuskelkräftigung abzielen, auch wenn Hamstrings und Gatrocnemius eine Quadrizepsaktivität nicht kompensieren können. Für eine postoperative Physiotherapie nach Verletzungen des PCL bestehen weit weniger Einschränkungen: Eine relevante Dehnungszunahme tritt erst bei Beugung über 90° sowie in Innenrotation bei weniger als 20° und über 60° Beugung auf. Geringer Varus- und Valgusstreß erscheint dagegen tolerabel. Die Beugemuskeln erhöhen die Banddehnungen ab 60° Flexion und sollten daher in diesem Bereich nicht geübt werden. Das Quadrizepstraining ist hingegen unschädlich und darf intensiv bis zu voller Streckung und 90° Beugung betrieben werden.

Für das MCL sind eine Flexion über 70° Beugung sowie Valgusstreß unbedingt zu vermeiden. Dies gilt insbesondere auch für eine Kombination mit einem Außenrotationsmoment. Innenrotation und Varusbewegungen sowie Quadrizeps- und Hamstringtraining sind tolerabel, Gastrocnemiusaktivität eher wünschenswert. Für das hinter Schrägband muß zusätzlich die Einschränkung der Extension bis 20° und einer Innenrotation bis 60° Beugung gefordert werden. Das Außenband wird durch Kniestreckung, Varusstreß und mehr noch durch zusätzliche Außenrotation belastet. Muskeltraining ist wie für das hintere Schrägband wünschenswert.

Für die postoperative Nachbehandlung der häufigen Kombinationsverletzung von ACL, MCL und hinterem Schrägband wird daher eine funktionelle, gipsfreie Nachbehandlung vorgeschlagen. Dabei ist die passive Beugung auf 20–70° zu limitieren und Varus- bzw. Valgus- und Rotationsmomente zu vermeiden. In den Phasen fehlender mentaler Kontrolle über das Bein kann dieses auf einer Schiene in 20° Beugung ruhiggestellt werden. Aus biomechanischer Sicht sollte sich das physiotherapeutische Trainingsprogramm vornehmlich auf ein Training der Beugemuskulatur sowie des Quadrizeps in Beugestellung zwischen 50 und 70° konzentrieren. Für die Dauer von 6 Wochen wird zudem eine Mobilisation an Gehstöcken mit einer erlaubten Sohlenbelastung von maximal 10 kg empfohlen. Dieses Nachbehandlungsschema kann auch für alle anderen Kombinationsverletzungen des ACL angewendet werden.

Ein instabiles Kniegelenk mit einem insuffizienten ACL und/oder Innenband läßt sich durch einen adäquaten Bandersatz wieder weitgehend stabilisieren. Dabei lassen sich jedoch nur mit Einschränkungen wieder physiologische Dehnungen in den Ersatzbändern erreichen. Dies gilt für den alloplastischen Bandersatz, für eine Patellarsehnenplastik, wie auch für eine kombinierte Augmentationsmethode. Hier können möglicherweise durch Verfeinerungen in der Operationstechnik (verbesserte Zielgeräte für die „Isometrie" der Bohrlochkanäle, intraoperative Anwendung von Tensiometern) weitere Fortschritte erreicht werden. Ein femorales Bohrloch an optimaler Position für die Insertion einer ACL-Prothese ist in jedem Fall der „Over-the-top-Technik" vorzuziehen, weil hiermit eine wesentlich physiologischer Beanspruchung des Transplantats erreicht wird. Die schlechteste Lösung ist jedoch ein zu weit ventral angebrachtes Bohrloch, wodurch ein Implantat zwangsläufig versagen muß. Auch aus diesem Grund muß die Verwendung des bestmöglichen Zielgeräts angestrebt werden.

6 Zusammenfassung

Bedingt durch die Inkongruenz der Gelenkflächen sind die Kniegelenkbänder von ausschlaggebender Bedeutung für die Stabilität und Kinematik dieses Gelenks. Bandverletzungen bedürfen der suffizienten Behandlung, da sonst eine posttraumatische Arthrose zu befürchten ist. Für die Nachbehandlung operativ versorgter Bandrupturen und für die Entwicklung von Bandprothesen ist die Kenntnis der Biomechanik des Kniebandapparats von wesentlicher Bedeutung. Da über die Beanspruchung der Bänder sehr widersprüchliche Ergebnisse vorliegen und auch über einen Muskeleinfluß auf die Banddehnungen nur lükkenhafte Kenntnisse vorliegen, wurden experimentell Kniebanddehnungen unter Muskelsimulation und äußeren Belastungen gemessen. Wegen der Komplexität des Kniegelenks war hierzu ein computergesteuerter Kniebelastungssimulator entwickelt worden, der durch eine vielfache Lagerung der Einspannvorrichtung eine zwangfreie Einstellung der Knie in 6 Freiheitsgraden erlaubte. Zur Dehnungsmessung wurden bereits früher entwickelte Ω-förmige Dehnungsmeßaufnehmer verwendet.

Einschließlich umfangreicher Vorversuche wurden 25 Kniegelenke getestet. Die definitiven Messungen im Hauptversuch erfolgten an 15 makroskopisch unverletzten Kniegelenken mit einem Durchschnittsalter von 34 Jahren. Eine sorgfältige Präparation ließ den Kapselbandapparat intakt. Dehnungsmeßzellen wurden auf die Kreuzbänder, beide Außenbänder und das hintere Schrägband aufgenäht. Nach Einspannung von Tibia und Femur in einer entsprechenden Vorrichtung wurden die Knie durch einen Motor gebeugt und gestreckt, wobei sie sich in allen anderen Ebenen zwangfrei einstellen konnten. Ein Nullabgleich bei 60° Beugung erlaubte die Messung hierauf bezogener relativer Dehnungen. Die Signale der Meßaufnehmer wurden alle 10° zwischen 0 und 110° Beugung registriert. 10%, der für die Kniebeugung mittels der Finite-Element-Methode errechneten Muskelkräfte sowie Rotations- und Varus- bzw. Valgusmomente wurden in druckwandlergesteuerten Preßluftzylindern erzeugt. Die Übertragung der Muskelkräfte erfolgte über Seilzüge und Schrauben auf die Insertionen. Dehnungsmessungen, bei weiteren Lastfällen, wie einer Durchtrennung des ACL, Kohlenstofffaserbandplastiken von ACL und MCL, vergleichender Patellarsehnen- und LAD-Augmentationsplastik, wurden angeschlossen. Zusätzliche Aspekte bildeten die Beurteilungen verschiedener femoraler Insertionslokalisationen für eine ACL-Plastik als auch unterschiedliche Fixationstechniken im Rahmen eines „ligament augmentation device". Schließlich erlaubte die Apparatur eine zusätzliche Messung einer vorderen Knieinstabilität in 90° Beugung unter verschiedenen Belastungsfällen.

Die Ergebnisse lassen sich wie folgt zusammenfassen:

– Bei reiner passiver Bewegung des Kniegelenks finden sich insgesamt nur relativ geringe Dehnungen in den Bändern. Danach sind das ACL, das Außenband und das hintere Schrägband in Extension gedehnt, das ACL und das MCL auch in Flexion ab 70°.

Das PCL erfährt allenfalls in Beugung über 90° eine geringe Dehnung. In einem Bewegungsumfang von 30–70° Beugung liegen für alle Bänder relativ niedrige Dehnungen vor.

- Muskelaktivität entlastet oder belastet in unterschiedlichem Ausmaße je nach simulierter Muskelgruppe die einzelnen Bänder: Der Quadrizeps übt einen signifikant dehnungserhöhenden Einfluß auf das ACL zwischen 0 und 50° Beugung aus, während er das PCL in weiten Bereichen entlastet. Hingegen wirkt die Beugemuskulatur für das ACL dehnungsneutral, ohne den Quadrizepseffekt entscheidend kompensieren zu können. Im PCL kann eine spürbare Mehrdehnung ab 60° Beugung durch die Beuger provoziert werden. Auf die Beanspruchung der anderen Bänder hat die Muskelsimulation keinen wesentlichen Einfluß.

- Äußere Kräfte in Form von Varus-, Valgus- und Rotationsmomenten üben ebenfalls einen starken Einfluß auf das Dehnungsverhalten der Kniebänder aus und können durch die simulierte Muskulatur nicht signifikant beeinflußt werden. Im einzelnen reagiert das ACL gegen Valgus- Varus- und Innenrotationsbelastung sowie die Kombination der beiden letzteren mit einer signifikanten Dehnungserhöhung. Eine solche wird auch durch eine vordere Schubladenprovokation ausgelöst. Für ein frisch rekonstruiertes PCL sind eine Innenrotation in Streckstellung und in starker Kniebeugung, aber auch mit Abstrichen eine kombinierte Varus- und Innenrotationsbelastung nachteilig. Das MCL wird durch Valgus- und Außenrotationsstreß, das hintere Schrägband dagegen auch durch Valgus- und Innenrotationsstreß markant mehr belastet. Das Außenband schließlich reagiert auf Varusbelastung insbesondere in Kombination mit einer Außenrotation mit deutlich erhöhten Dehnungswerten. Diese Dehnungszunahmen können im Rahmen einer postoperativen Nachbehandlung Bandnähte gefährden.

- Durch den Verlust des ACL wird das Dehnungsmuster der anderen, sekundär stabilisierenden Bänder unter den vorliegenden Versuchsbedingungen nicht wesentlich beeinflußt.

- In ersetzten Kniebändern können – unabhängig von den angewendeten Techniken – normale Dehnungsmuster nur mit Abstrichen beobachtet werden. In voller Kniestrekkung werden die physiologischen Dehnungen, v.a. des ACL, nicht erreicht. Durch eine verfeinerte Operationstechnik mit intraoperativer Tensiometrie lassen sich hier möglicherweise noch Verbesserungen erzielen.

- Die am Beispiel der Patellarsehnenbandplastik vorgenommene Überprüfung der Auswirkungen verschiedener proximaler Insertionslokalisationen zeigt, daß ein transossäres Bohrloch an der optimalen Position die physiologischste Belastung im Transplantat erwarten läßt. Die „Over-the-top-Technik" weist den Nachteil einer minderen Stabilisierung in Beugung auf, wohingegen ein zu weit ventral liegendes Bohrloch zwangsläufig zu einer Implantatabscherung führen muß. Der optimale Ort für ein transossäres Bohrloch liegt möglichst proximal am anterosuperioren Rand des physiologischen Bandursprungs.

- Für die Fixation eines LAD-augmentierten Patellarsehnenbandersatzes gilt, daß die physiologischsten Dehnungen mit einer ausschließlich proximalen Fixation des Kunststoffbands erreicht werden. Wenn eine zusätzliche distale Fixation aus Gründen der Sicherheit vorgezogen wird, so sollte sie nach 3 Monaten wieder entfernt werden, um die „stress protection" auf den Sehnenstreifen zu reduzieren.

- Mit einer Kohlenstoffaserbandplastik als Ersatz für das ACL und das MCl läßt sich eine vordere Schublade beseitigen. Auch die Muskulatur leistet in dieser Belastungs- richtung in der Sagittalebene einen erheblichen Beitrag zur Stabilität des Gelenks, wobei insbesondere der Beugemuskulatur und der kombinierten Muskelaktivität größte Bedeutung zukommt.
- In der postoperativen Nachbehandlung ist damit eine Limitierung der Kniebewegungen nach Naht oder Rekonstruktion des ACL und der Seitenbänder von 30–70° zu fordern. Nach Verletzungen des PCL gelten 10 und 90° analog als Bewegungsgrenzen. Dabei müssen Varus- und Valgusbelastungen sowie Rotationsmomente ausgeschlossen wer- den. Bei ACL-Verletzungen sind die Beugemuskeln uneingeschränkt, der Quadrizeps aus biomechanischer Sicht jedoch nur zwischen 50 und 70° Beugung zu trainieren. Nach PCL-Verletzungen darf gezielt der Quadrizeps und nach Seitenbandverletzungen die gesamte Muskulatur intensiv beübt werden.

7 Literatur

1. Ahmed AM, Hyder A, Burke DL, Chan KH (1987) In-vitro ligament tension pattern in the flexed knee in passive loading. J Orthop Res 5:217–230
2. Ahmed AM, Burke DL (1983) In vitro measurement of static pressure distribution in synovial joints – Part I: Tibial surface of the knee. J Biomech Eng 105:216–225
3. Aho AJ, Lehto MUK, Kujala UM (1986) Repair of the anterior cruciate ligament, augmentation vesus conventional suture of fresh rupture. Acta Orthop Scand 57:354–357
4. Akeson W, Woo SLY, Amiel D (1984) The biology of ligaments. In: Funk FJ, Hunter LY (eds) Rehabilitation of the injured knee. Mosby, St. Louis, pp 83–148
5. Alm A, Gillquist J (1974) Reconstruction of the anterior cruciate ligament by using the medial third of the patellar ligament. Acta Chir Scand 140:289–296
6. Andriacchi TP, Mikosz RP, Hampton SJ (1983) Model studies of the stiffness characteristics of the human knee joint. J Biomech 16:23–29
7. Andriacchi TP, Stanwyck TS, Galante JO (1986) Knee biomechanics and total knee replacement. J Arthrop 1:211–219
8. Arai J (1986) Biomechanical studies of the ligaments of the knee joint (anterior cruciate ligament and medial collateral ligament) using amputated limbs. Nippon Seikeigeka Gakkai Zasshi 60:727–743
9. Arms SW, Pope MH, Johnson RJ, Fischer RA, Arvidsson I, Eriksson E (1984) The biomechanics of anterior cruciate ligament rehabilitation and reconstruction. Am J Sports Med 12:8–18
10. Arms SW, Pope MH, Johnson RJ (1984) Measurement of strain in the lateral collateral ligament of the human knee. Orthop Trans 9:247–248
11. Arms S, Boyle J, Johnson R, Pope M (1983) Strain measurement in the medial collateral ligament of the human knee: An autopsy study. J Biomech 16:491–496
12. Arnold JA, Coker TP, Heaton LM (1979) Natural history of anterior cruciate tears. Am J Sports Med 7:305–313
13. Artmann M, Wirth CJ (1974) Untersuchung über den funktionsgerechten Verlauf der vorderen Kreuzbandplastik. Z Orthop 112:160–165
14. Arvidsson I, Eriksson E (1988) Counteracting muscle atrophy after ACL injury: Scientific bases for a rehabilitation program. In: Feagin A (ed) The crucial ligaments. Churchill Livingstone, New York, Edinburgh, London, pp 451–464
15. Balkfors B (1982) The course of knee ligament injuries. Acta Orthop Scand [Suppl] 53:198
16. Barry D, Ahmed AM (1986) Design and performance of a modifid buckle transducer for the measurement of ligament tension. J Biomech Eng 108:149–152
17. Battle WH (1900) A case after open section of the knee joint for irreducible traumatic dislocation. Clin Soc London Trans 33:232–233
18. Bennet GE (1931) Relaxed knees and torn ligaments and the disability following such an injury. Proc Internat Assembly Inter-state Postgrad Med Assn North Am 6:351
19. Biedert R, Müller W, Hackenbroch W, Baumgartner R (1988) Comparative results of 163 anterior cruciate ligament injuries managed by repair/reinsertion, primary augmentation, or reconstruction. In: Müller W, Hackenbroch W (eds) Surgery and arthroscopy of the knee. Springer, Berlin Heidelberg New York Tokyo, pp 130–141
20. Bircher E (1931) Die Binnenverletzungen des Kniegelenkes. Schweiz Med Wochenschr 39:1210

21. Blankevoort L, Huiskes R (1987) Mathematical simulations of passive knee joint motions. In: Bergmann G, Kölbel R, Rohlmann A (eds) Biomechanics: Basic and applied research. Nijhoff, Dordrecht Boston Lancaster, pp 285–290

22. Blauth W, Hassenpflug J (1985) Gedanken zur Kreuzbandrekonstruktion unter besonderer Berücksichtigung von synthetischem Ersatzmaterial. Unfallchirurg 88:118–125

23. Bolton CW, Bruchmann WC (1985) The GORE-TEX expanded polytetrafluoroethylen prosthetic ligament. Clin Orthop 196:203–213

24. Bosch U, Kasperczyk W, Oestern HJ, Tscherne H (1988) Hinterer Kreuzbandersatz – makroradiographische und histologische Untersuchungen in der Frühphase der Einheilung eines Patellarsehnentransplantates bei frühfunktioneller Nachbehandlung. In: Schriefers KH, Meßmer K, Schwaiger M (Hrsg) Chirurgisches Forum' 88 für experimentelle und klinische Forschung. Springer, Berlin Heidelberg New York Tokyo, pp 177–180

25. Bousquet G, Millon J, Bascoulergue G, Rhenter J-L (1980) Le reflection du ligament croisé antérieur par plastic activo-passive du pivot central et des points d'angle. (Reconstruction of the anterior cruciate ligament by active-passive surgery of the central pivot and angle points.) Rev Chir Orthop (Suppl 2) 66:91–92

26. Brantigan OC, Voshell AF (1941) The mechanics of the ligaments and menisci of the knee joint. J Bone Joint Surg 23:44–66

27. Brückner H (1966) Eine neue Methode der Kreuzbandplastik. Chirurg 37:412–414

28. Brückner H, Brückner H (1972) Bandplastiken im Kniebereich nach dem „Baukastenprinzip". Zentralbl Chir 97:65–77

29. Burri C, Pässler H, Radde J (1973) Experimentelle Grundlagen zur funktionellen Behandlung nach Bandnaht und -plastik am Kniegelenk. Z Orthop 111:378–379

30. Burri C (1982) Persönliche Mitteilung

31. Burri C (1980) Grundlagen des Kniebandersatzes durch Kohlenstoff. Unfallheilkd 83:208–213

32. Burri C, Claes L, Helbing G (1985) Bandersatz mit Kohlenstoffasern. Springer Berlin Heidelberg New York Tokyo

33. Butler DL, Noyes FR, Grood ES (1980) Ligamentous restraints to anterior-posterior drawer in the human knee. J Bone Joint Surg [Am] 62:259–270

34. Campbell WC (1936) Repair of the ligaments of the knee joint. Surg Gynecol Obstet 62:964–968

35. Cho KO (1975) Reconstruction of the anterior cruciate ligament by semitendinosus tenodesis. J Bone Joint Surg [Am] 57:608–612

36. Claes L, Kiefer H, Dürselen L (1985) Simulation und Messung der Beanspruchung des Kniebandapparates, ein neuer Belastungssimulator und experimentelle Ergebnisse. Biomed Tech 30:44–45

37. Claes L, Dürselen L, Kiefer H, Mohr W (1987) The combined anterior cruciate and medial collateral ligament replacement by various materials: A comparative animal study. J Biomed Mater Res (Appl Biomat) 21, A 3:319–343

38. Claes L, Burri W, Mutschler W, Plank E (1979) Experimentelle Untersuchungen zur Biomechanik der Seitenbänder am Kniegelenk. Langenbecks Arch (Suppl) 217–220

39. Claes L, Neugebauer R (1983) Mechanische und biomechanische Eigenschaften des Bandersatzes mit Kohlenstoffasern. In: Burri C, Claes L (Hrsg) Alloplastischer Bandersatz. Huber, Bern Stuttgart Wien

40. Clancy WG (1983) Anterior cruciate ligament functional instability. Clin Orthop 172:102–106

41. Clancy WG, Narechania RG, Rosenberg TD (1981) Anterior and posterior cruciate reconstruction in rhesus monkeys: A histological, microangiographic, and biochemical analysis. J Bone Joint Surg [Am] 63:1270–1284

42. Clancy WG, Ray JM, Zoltan DJ (1988) Acute tears of the anterior cruciate ligament. J Bone Joint Surg [Am] 70:1483–1488

43. Crowninshield R, Pope MH, Johnson RJ (1976) An analytical model of the knee. J Biomech 9:397–405

44. Daniel D, Lawler J, Malcolm L, Biden E, O'Connor JJ, Goodfellow J (1982) The quadriceps – anterior cruciate interaction. Orthop Trans 6:199–200

45. De Meulemeester C, Gunst P, Rombouts J, van Dooren J, Cuypers L, Rombouts L (1986) Long-term results of primary suturing of the acutely torn anterior cruciate ligament. Acta Orthop Belg 52:453–463

46. Dijk R van, Huiskes R, Selvik G (1979) Röntgen-Stereo-Photogrammetric methods for the evaluation of the 3-dimensional kinematic behaviour and cruciate ligament length patterns of the human knee joint. J Biomech 12:727–731

47. Dorlot JM, Christel P, Meunier A, Witvoet J (1982) The displacement of the bony insertion sites of the anterior cruciate ligament during the flexion of the knee. In: Huiskes R, van Campen D, De Wijn J (eds) Biomechanics: Principles and applications. Nijhoff, The Hague Boston London, pp 185–190

48. Dürselen L, Claes L, Kiefer H (1987) Ligament strain determined by a knee joint moving and loading apparatus. Abstracts of the workshop of the European Society of Biomechanics: Biomechanics of human knee ligaments, University of Ulm, p 28

49. Dupont JY, Scellier C, Chaudières C (1988) The natural history of ACL ruptures. In: Müller W, Hackenbroch W (eds) Surgery and arthroscopy of the knee. Springer, Berlin Heidelberg New York Tokyo- pp 185–186

50. Edwards RG, Lafferty JF, Lange KO (1970) Ligament strain in the human knee joint. J Basic Eng 92:131–136

51. Ellsasser JC, Reynolds FC, Omohundro JR (1974) The non-operative treatment of collateral ligament injuries of the knee in professional football players. An analysis of 74 injuries treated non-operatively and 24 injuries treated surgically. J Bone Joint Surg [Am] 56:1185–1190

52. Eriksson E (1983) Ivar Palmer. A great name in the history of cruciate ligament surgery. Clin Orthop 172:3–10

53. Eriksson E (1976) Reconstruction of the anterior cruciate ligament. Orthop Clin North Am 7:167–179

54. Eriksson E, Nordberg L (1977) Diagnosis, treatment and rehabilitation of old injuries of the anterior cruciate ligament. In: Chapchall G (ed) Injuries of the ligaments and their repair. Thieme, Stuttgart, pp 130–142

55. Eriksson E, Häggmark T (1979) Comparison of isometric muscle training and electrical stimulation supplementing isometric muscle training in the recovery after major knee ligament surgery. Am J Sports Med 7:169–171

56. Feagin JA, Curl WW (1976) Isolated tear of the anterior cruciate ligament: 5-year follow-up study. Am J Sports Med 4:95–100

57. Feagin JA (1979) The syndrome of the torn anterior cruciate ligament. Orthop Clin North Am 10:81–90

58. Feagin JA (1983) The anterior cruciate ligament deficient knee. Clin Orthop 172:2–163

59. Felsenreich F (1935) Kreuzbandverletzungen. Wien Clin Wochenschr 48:1058

60. Ferkel RD, Goodfellow D, Markolf K, Zagar S, Weibel W, Del Pizzo W, Fox J, Friedmann M, Snyder SJ, Sprague N, Dorey F (1984) The ACL deficient knee substitute for follow along? Stability measurements of two patient groups. Orthop Trans 8:257

61. Fetto JD, Marshall JL (1980) The natural history and diagnosis of anterior cruciate ligament insufficiency. Clin Orthop 147:29–38

62. Fetto JF, Marshall JL (1978) Medial collateral ligament injuries of the knee: A rationale for treatment. Clin Orthop 132:206–218

63. Fick R (1911) Handbuch der Anatomie und Mechanik der Gelenke unter Berücksichtigung der bewegenden Muskeln, 3. Teil, Spezielle Gelenk- und Muskelmechanik. Fischer, Jena, S 521–591

64. Fischer RA, Arms SW, Johnson RJ, Pope MH (1985) The functional relationship of the posterior oblique ligament to the medial collateral ligament of the human knee. Am J Sports Med 13:390–397

65. France EP, Daniels AU, Goble EM, Dunn HK (1983) Simultaneous quantitation of knee ligament forces. J Biomech 16:553–564

66. Frank C, Amiel D, Woo SLY, Akeson WH (1985) Normal ligament properties and ligament healing. Clin Orthop 196:15–25

67. Franke K (1985) Secondary reconstruction of the anterior cruciate ligament (ACL) in competitive athletes. Clin Orthop 198:81–86

68. Frankel VH (1971) Biomechanics of the knee. Orthop Clin North Am 2:175–190

69. Friedrich N, O'Brien W, Müller W, Henning C, Jackson R (1988) Functional anatomy of the cruciate ligaments and their substitutes. Part II: The posterior cruciate ligament. Abstracts of the Third Congress of the European Society of Knee Surgery and Arthroscopy, Amsterdam: p 68

70. Fukubayashi T, Torzilli P, Sherman MF, Warren RF (1982) An in vitro biomechanical evaluation of anterior-posterior motion of the knee. J Bone Joint Surg [Am] 64:258–264

71. Furman W, Marshall JL, Girgis FG (1976) The anterior cruciate ligament. J Bone Joint Surg [Am] 58:179–185

72. Galen C (1968) On the usefulness of the parts of the body. Cornell University Press, Ithaca New York

73. Galway R, Beaupré A, McIntosh DL (1972) Pivot-shift: A clinical sign of symptomactic anterior cruciate insufficiency. J Bone Joint Surg [Br] 54:763

74. Garrick JG (1988) Epidemiology of the ACL. In: Feagin JA (ed) The crucial ligaments. Churchill Livinstone, New York Edinburgh London, pp 173–176

75. Gely P, Drouin G, Thiry PS, Tremblay GR (1984) Torsion and bending imposed on a new anterior cruciate ligament prosthesis during knee flexion: An evaluation method. J Biomech Eng 106:285–294

76. Girgis FG, Marshall JL, Al Monajem ARS (1975) The cruciate ligaments of the knee. Clin Orthop 106:216–231

77. Goetjes H (1913) Über Verletzungen der Ligamenta cruciata des Kniegelenkes. Dtsch Z Chir 123:221–289

78. Gomes JLE, Marczyk LRS (1984) Anterior cruciate ligament reconstruction with a loop or double thickness of semitendinousus tendon. Am J Sports Med 12:199–203

79. Goodfellow J, O'Connor J (1978) The mechanics of the knee and prostheses design. J Bone Joint Surg [Br] 60:358–369

80. Graf B (1987) Isometric placement of substitutes for the anterior cruciate ligament. In: Jackson DW, Drez D (edn) The anterior cruciate deficient knee. Mosby, St. Louis Washington Toronto, pp 102–113

81. Groh W (1955) Kinematische Untersuchungen des menschlichen Kniegelenkes und einige Prothesen-Kniekonstruktionen, die als „physiologische" Kniegelenke bezeichnet werden. Arch Orthop Unfallchirurgie 47:637–645

82. Grood ES, Suntay WJ, Noyes FR (1979) Total motion measurement during knee laxity tests. Trans Orthop Scand 4:80

83. Grood ES, Suntay WJ, Noyes FR, Butler DL (1984) Biomechanics of the knee-extension exercise. J Bone Joint Surg [Am] 66:725–734

84. Grood ES, Hefzy MS, Butler DL, Noyes FR (1986) Intra-articular versus over the top placement of anterior cruciate ligament (Abstr 32). Ann ORS, New Orleans 79

85. Grood ES, Hefzy MS, Lindenfeld TL, Noyes FR (1988) Isometric points of posterior cruciate ligament. In: Müller W, Hackebroch W (eds) Surgery and arthroscopy of the knee. Springer, Berlin Heidelberg New York Tokyo, pp 252–253

86. Grood ES, Noyes FR, Butler DL (1981) Ligamentous and capsular restraints preventing staight medial and lateral laxitiy in intact human cadaver knees. J Bone Joint Surg [Am] 63:1257–1269

87. Hallen LG, Lindahl O (1966) The „screw-home" movement in the knee joint. Acta Orthop Scand 37:97–106

88. Hamer A (1982) A static knee loading apparatus. Final program, 3rd Meeting of the European Society of Biomechanics, Nijmegen, p 112

89. Hassenpflug J, Blauth W, Rose D (1985) Zum Spannungsverhalten von Transplantaten zum Ersatz des vorderen Kreuzbandes. Unfallchirurg 88:151–158

90. Haynes DW, Uribe J, Silverstrini T, Hungerford DS Correct positioning of the tibia while tensioning the replacement anterior cruciate ligament. Abstracts of the 35th annual meeting. Orthopaedic Research Society, Las Vegas, Nevada, p 216

91. Haupt PR, Duspiva W (1988) PDS-Augmentationsplastik bei Kreuzbandverletzungen. Unfall-
    chirurg 91:97–105
92. Hauptverband der Gewerblichen Berufsgenossenschaften (1987) Arbeitsunfallstatistik für die
    Praxis, St. Augustin
93. Henning CE, Lynch MA, Glick KR (1985) An in vivo strain gage study of elongation of the
    anterior cruciate ligament. Am J Sports Med 13:22–26
94. Hefti F, Gächter A, Jenny H, Morscher E (1982) Replacement of the anterior cruciate ligament.
    Arch Orthop Trauma Surg 100:83–94
95. Hefzy MS, Grood ES (1986) Sensitivity of insertion locations on length patterns of anterior
    cruciate ligament fibers. J Biomech Eng 108:73–82
96. Hefzy MS, Grood ES, Lindenfeld TL (1986) The posterior cruciate ligament: A new look at
    lengths patterns. (Abstr. 32). Annual ORS, New Orleans 128
97. Hertel P (1980) Verletzung und Spannung von Kniebändern. Hefte Unfallheilkd 142:1–94
98. Hewson GF (1983) Drill guides for improving accuracy in anterior cruciate ligament repair and
    reconstruction. Clin Orthop 172:119–124
99. Hey Groves EW (1917) Operation for the repair of the crucial ligaments. Lancet 2:674–675
100. Hipp E, Karpf PM, Mang W (1979) Akute Sportverletzungen des Kniegelenkes. Unfallheilkd
    82:143–154
101. Holzmüller W, Rehm KE, Perren SM, Rahn B (1989) Das PDS-augmentierte Patellarsehnen-
    transplantat zur Rekonstruktion des vorderen Kreuzbandes am Schafsknie. In: Hamelmann H
    (Hrsg) Chirurgisches Forum 1989 für experimentelle und klinische Forschung. Springer, Berlin
    Heidelberg New York Tokyo, pp 265–268
102. Hoogland T, Hillen B (1984) Intra-articular reconstruction of the anterior cruciate ligament.
    Clin Orthop 185:197–202
103. Horwitz MT (1938) An investigation of the surgical anatomy of the ligaments of the knee joint.
    Surg Gynecol Obsted 67:287–292
104. Hsieh HH, Walker PS (1976) Stabilizing mechanisms of the loaded and unloaded knee joint. J
    Bone Joint Surg [Am] 58:87–93
105. Hughston JC, Andrews JR, Cross MJ, Moschi A (1976) Clasification of the knee ligament in-
    stabilities. Part. I: The medial compartment and cruciate ligaments. Part. II: The lateral com-
    partment. J Bone Joint Surg [Am] 58:159–179
106. Hughston JC, Barrett GR (1983) Acute anteromedial rotatory instability. Long-term results of
    surgical repair. J Bone Joint Surg [Am] 65:145–152
107. Huson A (1974) Biomechanische Probleme des Kniegelenkes. Orthopäde 3:119–126
108. Indelicato PA (1983) Non-operative treatment of complete tears of the medial collateral liga-
    ment of the knee. J Bone Joint Surg [Am] 65:232–329
109. Jackson RW, Peters RI, Marczyk RL (1980) Late results of untreated anterior cruciate ligament
    rupture. J Bone Joint Surg [Br] 62:127
110. Jacobsen K (1977) Osteoarthrosis following insufficiency cruciate ligaments in man. Acta
    Orthop Scand 48:520–526
111. Jäger M, Wirth CJ (1978) Kapselbandläsionen. Thieme, Stuttgart
112. Jäger M (1975) Die Möglichkeiten zur Verwendung von Dura bei Bandverletzungen des
    Kniegelenkes. In: Burri C, Rüter A (Hrsg) Bandverletzungen am Knie. Hefte Unfallheilkd
    125:124–128
113. Jakob RP, Hassler H, Stäubli HU (1981) Observations on rotatory instability of the lateral
    compartment of the knee. Acta Orthop Scand 53, [Suppl] 191:1–32
114. Jenkins DHR (1978) The repair of cruciate ligaments with flexible carbon fibers. J Bone Joint
    Surg [Br] 60:520–522
115. Jokl P, Kaplan N, Stovell P, Keggi K (1984) Non-operative treatment of severe injuries to the
    medial and anterior cruciate ligaments of the knee. J Bone Joint Surg [Am] 66:741–744
116. Jones RE, Henley M, Francis P (1986) Non operative managment of isolated grade III collate-
    ral ligament injuries in high school football players. Clin Orthop 231:137–140
117. Jones KG (1963) Reconstruction of the anterior cruciate ligament. J Bone Joint Surg [Am]
    45:925–932

104

118. Johnson RJ, Eriksson E, Häggmark T, Pope MH (1984) Five- to ten-year follow up evaluation after reconstruction of the anterior cruciate ligament. Clin Orthop 183:122–140

119. Jurist A, Otis JC (1985) Antero-posterior tibiofemoral displacement during isometric extension efforts. Am J Sports Med 13:254–258

120. Kapandji IA (1970) The physiology of the joints, Vol. II. Churchill Livingstone, Edinburgh London New York

121. Kennedy JC (1983) Application of prosthetics to anterior cruciate ligament reconstruction and repair. Clin Orthop 172:125–128

122. Kennedy JC, Hawkins RJ, Willis RB (1977) Strain gauge analysis of the knee ligaments. Clin Orthop 129:225–229

123. Kennedy JC, Weinberg HW, Wilson HS (1974) The anatomy and function of the anterior cruciate ligament. J Bone Joint Surg [Am] 56:223–235

124. Kennedy JC, Hawkins RJ, Willis RB, Danylchuk KD (1976) Tension studies of the human knee ligaments. J Bone Joint Surg [Am] 58:350–355

125. Kiefer H, Burri C, Neugebauer R, Köhler M, Seling M (1986) Klinische Ergebnisse des Kreuzbandersatzes durch umscheidete Kohlenstoffasern. Hefte Unfallheilkd 181:879–883

126. Kipfer W, Ballmer P, Grüning B, Steubli HU, Zehnter R, Jakob RP (1988) Late results after primary repair of anterior cruciate ligament tears. In: Müller W, Hackenbroch W (eds) Surgery and arthroscopy of the knee. Springer, Berlin Heidelberg New York Tokyo, pp 173–180

126a. Klein W (1987) Arthroskopisch-chirurgische Bandplastik im Kniegelenkbereich. Orthopäde 16:157–167

127. Koebke J, Brade A (1988) Alloplastischer Ersatz des anterioren Kreuzbandes. Histomorphologische Untersuchungen an rupturierten Dacronbändern. Unfallchirurg 91:106–109

128. Krischke WW (1987) Morphologische Untersuchungen zum Bandaufbau humaner Kniegelenkbänder. Disseration, Universität Ulm

129. Küsswetter W, Wirth CJ (1978) Simultane Spannungsmessungen am Kapselbandapparat des Kniegelenkes. Orthop Prax 14:199–200

130. Kwasny O, Schabus R, Wagner M, Plenk H (1988) Recent rupture of the anterior cruciate ligament: Clinical results of treatment by reinsertion and allogenic augmentation. In: Müller W, Hackenbroch W (eds) Surgery and arthroscopy of the knee. Springer, Berlin Heidelberg, New York Tokyo, pp 155–159

131. Lais E, Hertel P, Wortmann J, Schrempf R, Barrach HJ (1988) Subsitution of the anterior cruciate ligament using the torn meniscus. In: Müller W, Hackenbroch W (eds) Surgery and arthroscopy of the knee. Springer, Berlin Heidelberg New York Tokyo, pp 145–154

132. Lam SJS (1968) Reconstruction of the anterior cruciate ligament using the Jones procedure and Its Guy's hospital modification. J Bone Joint Surg [Am] 50:1213–1224

133. Lange F (1907) Künstliche Gelenkbänder aus Seide. Münch Med Wochenschr 40:834

134. Larson RL (1983) The knee – the physiological joint. J Bone Joint Surg [Am] 65:143–144

135. Larson B (1987) Augmentation of semitendinosus tendon for arthroscopic ACL replacement. Orthopäde 16:157–167

136. Lembo R, Girgis FG, Marshall JL (1975) The antero-medial band (AMB) of the anterior cruciate ligament (ACL) – a linear and mathematical analysis. Anat Rec 181:409

137. Lew WD, Lewis JL (1982) The effect of knee-prosthesis geometry on cruciate ligament mechanics during flexion. J Bone Joint Surg [Am] 64:743–793

138. Lewis JL, Lew WD, Schmidt J (1982) A note on the application and evaluation of the buckle transducer for knee ligament force measurement. J Biomech Eng 104:125–128

139. Lewis JL, Lew WD, Hunter RE, Kowalczyk C, Engebretsen L (1989) Effect of initial graft length and femoral hole location on ACL mechanics. Abstracts, 35th Annual Meeting, Orthopedic Research Society, Las Vegas, Nevada, p 217

140. Lindemann K (1950) Über den plastischen Ersatz der Kreuzbänder durch gestielte Sehnenverpflanzungen. Z Orthop 79:316–334

141. Lipke JM, Janecki CJ, Nelson CL, McLeod P, Thompson C, Thompson J, Haynes DW (1981) The role of incompetence of the anterior cruciate and lateral ligaments in anterolateral and anteromedial instability. Bone Joint Surg [Am] 63:954–960

142. Lobenhoffer P, Blauth M, Tscherne H (1988) Resorbierbare Augmentationsplastik und funktionelle Nachbehandlung bei frischer vorderer Kreuzbandruptur. Z Orthop 126:296–299

143. Lundberg M, Hamberg P (1988) Early mobilisation of isolated partial ruptures of the medial collateral ligament: A randomized comparison of bracing and elastic wrapping. In: Müller W, Hackenbroch W (eds) Surgery and arthroscopy of the knee. Springer, Berlin Heidelberg New York Tokyo, 112–115

144. Lynch MA, Henning CE, Glick KR (1983) Knee joint surface changes. Long-term follow-up meniscus tear treatment in stable anterior cruciate ligament reconstruction. Clin Orthop 172:148–153

145. Markolf KL, Mensch JS, Amstutz HC (1976) Stiffnes and laxity of the knee – the contributions of the supporting structures. J Bone Joint Surg [Am] 58:583–593

146. Markolf KL, Kochan A, Amstutz HC (1984) Measurement of knee stiffness and laxity in patients with documented absence of the anterior cruciate ligament. J Bone Joint Surg [Am] 66:242–253

147. Markolf KL, Bargan WL, Shoemaker SC, Amstutz HC (1981) The role of joint load in knee stability. J Bone Joint Surg [Am] 63:570–585

148. Marshall JL, Olsson SE (1971) Instability of the knee. A long-term experimental study in dogs. J Bone Joint Surg [Am] 53:1561–1570

149. Marshall JL, Warren RF, Wickiewicz TL, Reider B (1979) The anterior cruciate ligament: A technique of repair and reconstruction. Clin Orthop 143:97–106

150. Marshall JL, Warren RF (1979) Reconstruction of functioning anterior cruciate ligament. Preliminary report using quadriceps tendon. Orthop Rev 6:49

151. Marti R, Boers TH (1981) Zur prä- und postoperativen Begleitung von Patienten mit Kniebandläsionen. In: Jäger M, Hackenbroch MH, Refior HJ (Hrsg) Kapselbandläsionen des Kniegelenkes. Thieme, Stuttgart New York, pp 230–235

152. Mayo Robson AW (1903) Ruptured crucial ligamamets and their repair by operation. Am Surg 37:716–718

153. McDaniel WJ, Dameron TB (1980) Untreated ruptures of the anterior cruciate ligament; A follow-up study. J Bone Joint Surg [Am] 62:696–705

154. McPherson GK, Mendenhall HV, Gibbons DF, Plenk H, Rottmann W, Sanfort JB, Roth JH (1985) Experimental mechanical and histological evaluation of Kennedy ligament augmenation device. Clin Orthop 196:186–195

155. McIntosh DL, Darby TA (1976) Lateral substition reconstruction. J Bone Joint Surg [Br] 58:142

156. McIntosh DL, Galway RD (1972) The lateral pivot shift: Symptomatic and clinical sign of anterior cruciate insufficiency. Abstracts of the annual meeting of the American Orthopedic Assosiation, Tucker's Town, Bermuda

157. McIntosh DL, Tregonning RJA (1977) A follow up study and evaluation of „over the top" repair of acute tears of the anterior cruciate ligament. J Bone Joint Surg [Br] 59:511

158. Meglan D, Berme N, Zuelzer W, Colvin J (1987) Direct measurements of anterior cruciate ligament lengthening due to external loads. Abstracts of the worshop of the European Society of Biomechanics: Biomechanics of human knee ligaments, University of Ulm, pp 31–33

159. Meglan D, Zuelzer W, Buck W, Berme N (1986) The effect of quadriceps force upon strain in the anterior cruciate ligament. Abstracts 32. Annual ORS, New Orleans, 55

160. Menschik A (1979) Mechanik des Kniegelenkes, Teil I. Z Orthop 112:481–495

161. Menschik A (1974) Mechanik des Kniegelenkes, Teil III. Sailer, Wien

162. Menschik A (1975) Mechanik des Kniegelenkes, Teil II. Z Orthop 113:388–400

163. Montgomery RD, Milton JL, Terry GC, McLeod WD, Madsen N (1988) Comparison of over-the-top and tunnel techniques for anterior cruciate ligament replacement. Clin Orthop 231:144–153

164. More RC, Marcolv KL (1988) Measurement of stability of the knee and ligament force after implantation of a synthetic anterior cruciate ligament. J Bone Joint Surg [Am] 70:1020–1031

165. Mott HW (1983) Semitendinosus anatomic reconstruction for cruciate ligament insufficiency. Clin Orthop 172:90–92

166. Müller J, Willenegger H, Terbrüggen D (1975) Freie, autologe Transplantate in der Behandlung des instabilen Knies. Hefte Unfallheilkd 125:190–116
167. Müller W (1977) Verletzungen der Kreuzbänder. Zbl Chir 102:944
168. Müller W (1982) Das Knie. Springer, Berlin Heidelberg New York
169. Munzinger U, Drobny T, Arnold A (1988) Functional rehabilitation in anterior cruciate ligament reconstruction (4–7 year results). In: Müller W, Hackenbroch H (eds) Surgery and arthroscopy of the knee. Springer, Berlin Heidelberg New York Tokyo, p 44
170. Murphy FG (1932) Injuries to the internal and external lateral ligaments of the knee. A conservative method of treatment. J Am Med Assoc 99:1994
171. Nicholas JA (1973) The five-one reconstruction for anteromedial instability of the knee. J Bone Joint Surg [Am] 55:899–922
172. Nicholas JA (1983) Bracing the anterior cruciate ligament deficient knee using the Lenox Hill derotation brace. Clin Orthop 172:137–142
173. Nielsen S, Ovesen J, Rasmussen O (1984) The anterior cruciate ligament of the knee: An experimental study of its importance in rotatory knee instability. Arch Orthop Trauma Surg 103:170–174
174. Nielsen S, Helmig P (1985) Instability of knees with ligament lesions. Acta Orthop Scand 56:426–429
175. Nietert M (1975) Untersuchungen zur Kinematik des menschlichen Kniegelenkes im Hinblick auf ihre Approximation in der Prothetik. Inaug. Dissertation, TU, Berlin
176. Norwood LA, Cross MJ (1979) Anterior cruciate ligament: Functional anatomy of its bundels in rotatory instabilities. Am J Sports Med 7:23–26
178. Noyes FR, Mooar PA, Matthesw DS, Butler DL (1983) The symptomatic anterior cruciate-deficient knee. Part. I. The long-term functional disability in athletically active individuals. J Bone Joint Surg [Am] 65:154–162
179. Noyes FR, McGinniss GH (1985) Controversy about treatment of the knee with anterior cruciate laxity. Clin Orthop 198:61–76
180. O'Brien W, Friederich N, Müller W, Henning C, Jackson R (1988) Functional anatomy of the cruciate ligaments and their substitutes. Part. I: Anterior cruciate ligament. Abstracts of the third congress of the European Society of Knee Surgery and Arthroscopy, Amsterdam, pp 21–22
181. O'Brien WR, Friederich NF, Müller W, Henning CE (1989) The effects of stress relaxation on initial graft loads during anterior cruciate ligament reconstruction. Abstract of the 35th Annual Meeting, Orthopedic Research Society, Las Vegas, Nevada, p 213
182. Odensten M, Hamberg P, Nordin M, Lysholm J, Gillquist J (1985) Surgical or conservative treatment of the acutely torn anterior cruciate ligament. Clin Orthop 198:87–93
183. Odensten M, Gillquist J (1938) Functional anatomy of the anterior cruciate ligament and a rationale for reconstruction. J Bone Joint Surg [Am] 67:257–262
184. O'Donoghue DM (1950) Surgical treatment of fresh injuries to the major ligaments of the knee. J Bone Joint Surg [Am] 32:721–738
185. O'Donoghue DM (1973) Reconstruction for medial instability of the knee. J Bone Joint Surg [Am] 55:941–955
186. Ogilvie BC (1988) Counseling patients with career-ending injuries. In: Feagin JA (ed) The crucial ligaments. Churchill Livingstone, New York Edinburgh London, pp 357–362
187. Palmer I (1938) On the injuries of the ligaments of the knee joint. A clinical study. Acta Chir Scand 81, Suppl 53:2–282
188. Park JP, Krana WA, Chitwood JS (1985) A high-strength dacron augmentation for cruciate ligament reconstruction. Clin Orthop 196:175–185
189. Paulos LE, Butler DL, Noyes FR, Grood ES (1983) Intra-articular cruciate reconstruction. Part II: Replacement with vascularized patellar tendon. Clin Orthop 172:78–84
190. Paulos L, Noyes FR, Grood ES, Butler DL (1981) Knee rehabilitation after anterior cruciate ligament reconstruction and repair. Am J Sports Med 9:140–149
191. Piziali RL, Rastegar J, Nagel DA (1980) The contribution of the cruciate ligaments to the load displacement characteristics of the human knee joint. J Biomech Eng 102:277–283
192. Rehm KE, Schultheis KH (1985) Bandersatz mit Polydioxanon (PDS). Unfallchirurgie 11:264–273

193. Renström P, Arms SW, Stanwyck TS, Johnson RJ, Pope MH (1986) Strain within the anterior cruciate ligament during hamstring and quadriceps activity. Am J Sports Med 14:83–87
194. Ricklin P (1977) The treatment of fresh ligamentous lesions of the knee. In: Chapchal G: Injuries of the ligaments and their repair. Thieme, Stuttgart, pp 61–66
195. Richman RM, Barness KO (1946) Acute instability of the ligaments of the knee as a result of injury to parachutists. J Bone Joint Surg 28:473–490
196. Robichon J, Romero C (1968) The functional anatomy of the knee joint, with special reference to the medial collateral and anterior cruciate ligaments. Can J Surg 11:36–39
197. Röhrle H, Scholten R, Sollbach W (1977) Kraftflußberechnungen in Knochenstrukturen und Prothesen, Phase II, BMFT. Bericht 01 VG 106-ZK 14 MT 267
198. Rong G, Wang Y (1987) The role of cruciate ligaments in maintaining knee joint stability. Clin Orthop 215:65–71
199. Sandberg R, Balkfors B (1987) Partial rupture of the anterior cruciate ligament. Clin Orthop 220:176–178
200. Sandberg R, Balkfors B, Nilsson D, Westlin N (1987) Operative versus non-operative treatment of recent injuries of the ligaments of the knee. J Bone Joint Surg [Am] 69:1120–1126
201. Satku K, Chew CN, Seow H (1984) Posterior cruciate ligament injuries. Acta Orthop Scand 55:26–29
202. Satku P, Kumar VP, Ngoi SS (1986) Anterior cruciate ligament injuries. To counsel or to operate? J Bone Joint Surg [Br] 68:458–461
203. Seiler H, Kayser M, Niemeyer H, Bühren V (1988) Isolated tears of the medial collateral ligament of the knee – operative or conservative treatment? In: Müller W, Hackenbroch W (eds) Surgery and arthroscopy of the knee. Springer, Berlin Heidelberg New York Tokyo, 111
204. Seering WP, Piziali RL, Nagel DA, Schurmann DJ (1980) The function of the primary ligaments of the knee in varus-valgus and axial rotation. J Biomech 13:785–794
205. Siebels W, Ascherl R, Schwerbrock R, Maurer M, Blümel G (1989) Die Auswirkung von temporären synthetischen Verstärkungsmaterialien auf die biomechanischen Eigenschaften gestielter Patellarsehnenplastiken als Kreuzbandersatz beim Schaf. In: Hamelmann H, Meßmer K, Ungeheuer E (Hrsg) Chirurgisches Forum 1989 für Experimentelle und Klinische Forschung. Springer, Berlin Heidelberg New York Tokyo, pp 261–264
206. Slocum DB, Larson RL (1968) Rotatory instability of the knee. J Bone Joint Surg [Am] 50:211–225
207. Slocum BD, Larson RL (1968) Pes anserinus transplantation. J Bone Joint Surg [Am] 50:226–242
208. Smillie IS (1970) Injuries of the knee joint, 4. Aufl. Churchill Livingstone, Edinburgh
209. Smillie IS (1985) Kniegelenksverletzungen. Enke, Stuttgart
210. Solonen KA, Vastamäki M (1986) Dynamic reconstruction of the cruciate ligaments of the knee. Int Orthop 120:109–114
211. Sprenger SB, Meier W, Urfer A (1987) Vordere Kreuzbandplastik. Vergleichende Resultate verschiedener Operationstechniken. Unfallchirurg 90:1–5
212. Stark J (1850) Two cases of ruptured crucial ligaments of the knee-joint. Edinburgh Med Surg 74:267–271
213. Steadman JR (1983) Rehabilitation of acute injuries of the anterior cruciate ligament. Clin Orthop 172:129–132
214. Steadman JR, Higgins RW (1988) ACL injuries in the elite skier. In: Feagin J (ed) The crucial ligaments. Churchil Livingstone, New York Edinburgh London, pp 471–482
215. Strasser H (1917) Lehrbuch der Muskel- und Gelenkmechanik. Springer, Berlin
216. Steindler A (1935) Mechanics of normal and pathological locomotion in man. Springfield, Illinois
217. Sullivan D, Levi IM, Sheskier S, Torzilli PA, Warren RF (1984) medial restraints to anterior-posterior motion of the knee. J Bone Joint Surg [Am] 66:930–936
218. Suntay WJ, Grood ES, Hefzy MS, Butler DL, Noyes FR (1983) Error analysis of a system of measuring three-dimensional joint motion. J Biomech Eng 105:127–135
219. Sydenham PH (1972) Micro displacement transducers. J Phys E Sci Instrum 5:721–735
220. Tillberg B (1977) The late repair of torn cruciate ligaments using the menisci. J Bone Joint Surg [Br] 59:15–19

221. Torg JS, Conrad W, Kalen V (1976) Clinical diagosis of anterior cruciate ligament instability in the athlete. Am J Sports Med 4:84–93
222. Torzilli PA, Greenberg RL, Hood RW, Pavlov H, Insall JN (1984) Measurement of anterior-posterior motion of the knee in injured patients using a biomechanical stress technique. J Bone Joint Surg [Am] 66:1438–1442
223. Trent PS, Walker PS, Wolf B (1976) Ligament length patterns, strength, and rotational axes of the knee joint. Clin Orthop 117:263–270
224. Trillat A, Dejour H, Bousquet G (2977) Chirurgie du genou. Troisième Journées Lyonnaises. Simep, Villeurbanne
225. Tscherne H (1987) Primäre Rekonstruktion von Kapselbandverletzungen des Kniegelenkes. Orthopäde 16:113–129
226. Viidik A (1979) Biomechanical behavior of soft connective tissues. In: Akkas N (ed) Progress in Biomechanics. Amsterdam, Sijthoff & Noordhoff, pp 75–113
227. Wagner UA, Gotzen L (1989) Experimentelle und intraoperative Isometriemessungen als Qualitätskontrolle bei der Rekonstruktion des vorderen Kreuzbandes. In: Hamelmann H, Meßmer K, Ungeheuer E (Hrsg) Chirurgisches Forum 1989 für Experimentelle und Klinische Forschung. Springer, Berlin Heidelberg New York Tokyo, pp 249–253
228. Wang CJ, Walker PS, Wolf B (1973) The effects of flexion and rotation on the length patterns of the ligament of the knee. J Biomech 6:587–589
229. Walker PS, Hajek JV (1972) The load bearing area in the knee joint. J Biomech 5:581–589
230. Warren LF, Marshall JL, Girgis FG (1974) The prime static stabilizers of the medial side of the knee. J Bone Joint Surg [Am] 56:665–674
231. Weigert M, Gronert HJ (1972) Kniebandnaht-Kniebandplastik. Arch Orthop Unfallchir 72:253–271
232. White AA, Raphael IG (1972) The effect of quadriceps loads and knee position on strain managements of the tibial collateral ligament. Acta Orthop Scand 43:176–187
233. Willenegger H, Müller J, Klumpp E, Al Haddad H (1977) Ligament repair in recent and longstanding knee injuries by autogenous skin graft. In: Chapchal G (ed) Injuries of the ligaments and their repair. Thieme, Stuttgart, pp 85–90
234. Wirth CJ, Jäger M, Kolb M (1984) Die komplexe vordere Knie-Instabilität. Thieme, Stuttgart New York
235. Wittek A (1935) Kreuzbandersatz aus dem Ligamentum patellae (Nach zur Verth). Schweiz Med Wochenschr 65:103
236. Woo SLY, Lee TQ, Gomez MA (1987) Temperature dependent behavior of the canine medial collateral ligament. J Biomech Eng 109:68–71
237. Woo SLY, Orlando CA, Camp JF (1986) Effects of post mortem storage by freezing on ligament tensile behavior. J Biomech 19:399–404
238. Woo SLY, Gomez NA, Seguchi Y, Endo CM, Akeson WH (1983) Measurement of mechanical properties of ligament substance form a bone-ligament-bone-praeparation. J Orthop Res 1:22–29
239. Woo SLY, Gomey NA, Hawkins D, Weiss J (1987) The measurement of ligament stresses and strains in situ. Abstracts of the workshop of the European Society of Biomechanics: Biomechanics of human knee ligaments, University of Ulm, p 19
240. Woo SLY, Hollis JM, Lyon R, Lin HC, Marcin J, Horibe S (1987) On the structural properties of the human anterior cruciate ligament-bone complex from young donors. Abstracts of the workshop of the European Society of Biomechanics: Biomechanics of human knee ligaments, University of Ulm, p 23
241. Wowk V, Sapega AA, Moyer AR, Schneck C (1989) the posterior „band" of the ACL: Does it function reciprocally with the central/anteromedial fibers? Abstracts of the 35th Annual Meeting, Orthopaedic Research Society, Las Vegas, Nevada, p 191
242. Yasuda K, Sasaki T (1987) Muscle exercise after anterior cruciate ligament reconstruction. Clin Orthop 220:266–274
243. Yasuda K, Sasaki T (1987) Exercise after anterior cruciate ligament reconstruction. Clin Orthop 220:275–283
244. Yerys P (1981) Anterior cruciate reconstruction. Preliminary report of a new surgical technique. Orthop Rev 10:71-76

Sachverzeichnis

110

Hefte zur
Unfallheilkunde

Beihefte zur Zeitschrift „Der Unfallchirurg". Herausgeber: J. Rehn, L. Schweiberer, H. Tscherne

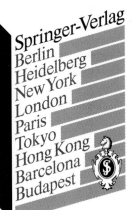

Springer-Verlag
Berlin
Heidelberg
New York
London
Paris
Tokyo
Hong Kong
Barcelona
Budapest

Hefte zur

Unfallheilkunde

Beihefte zur Zeitschrift „Der Unfallchirurg". Herausgeber: J. Rehn, L. Schweiberer, H. Tscherne

Preisänderungen vorbehalten

Springer-Verlag
Berlin
Heidelberg
New York
London
Paris
Tokyo
Hong Kong
Barcelona
Budapest

Druck: Druckerei Zechner, Speyer
Verarbeitung: Buchbinderei Schäffer, Grünstadt